뇌 훈련·간병 예방에 도움되는

쉬운 색칠 그림

가을·겨울 꽃편

YASASHII NURIE AKI-FUYU NO HANA HEN
Supervised by Kikunori Shinohara,
Illustrated by Takeemon Sato, Kazumi Izumi, Shino Kitahara,
Miki Takahashi, Keiko Makino, Yasuko Ryu
Copyright © SEKAIBUNKA HOLDINGS INC., 2015
Originally published in Japan by SEKAIBUNKA HOLDINGS INC.
Korean translation rights arranged with SEKAIBUNKA Publishing Inc.
through Japan UNI Agency, Inc., Tokyo and Tony International, Seoul

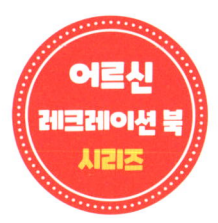

뇌 훈련·간병 예방에 도움되는

쉬운 색칠 그림

가을·겨울 꽃 편

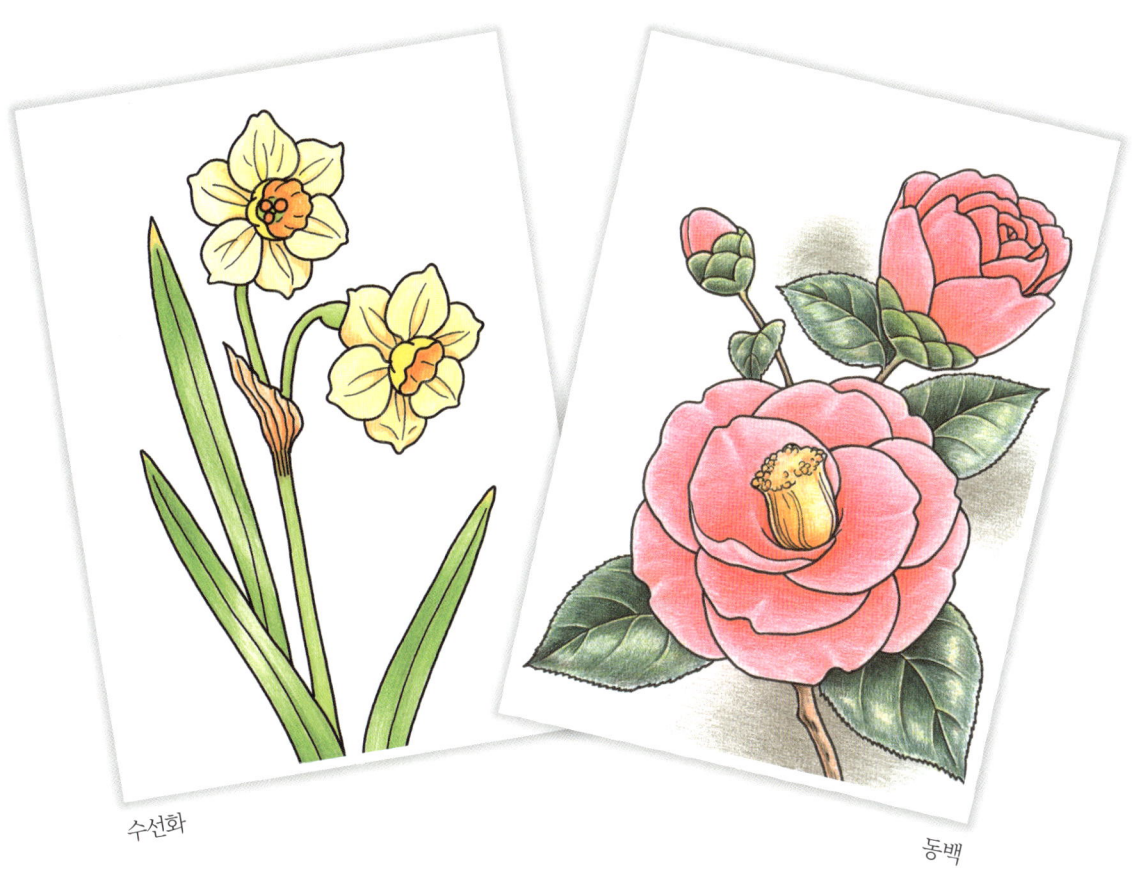

수선화

동백

Vitamin Book
헬스케어

그림 색칠하기는 뇌를 활성화시킨다!

인간의 뇌는 나이와 상관없이 계속 성장할 수 있다는 것을 아십니까? 뇌를 단련시키면 더욱 활성화되고 그 기능이 좋아진다는 것은 이미 뇌 과학에서 증명되었습니다. 뇌 신경과학과 응용 건강과학에 해박한 시노하라 교수는 이렇게 말합니다.

■ 나이와 함께 향상되는 뇌가 있다!

'나이를 먹으면 뇌는 쇠퇴한다'고 생각하십니까? 하지만 나이를 먹을수록 좋아지는 뇌 부분도 있습니다. 지혜나 지식, 경험은 나이를 먹을수록 축적됩니다. 따라서 업무를 관리하고 사람을 다루는 능력은 나이를 먹을수록 향상됩니다.

기억력을 예로 들면, 새로 배운 것을 기억해내는 힘은 나이를 먹으면 저하됩니다. 하지만 기억한 것을 선택지 중에 고르는 힘은 젊은이나 고령자나 차이가 없습니다.

뇌는 몇 살이 되었든 성장합니다. 생각이 안 날 때 나이를 탓하며 포기하지 말고, 기억력은 좋아질 수 있다고 스스로 응원하고 노력해 봅시다.

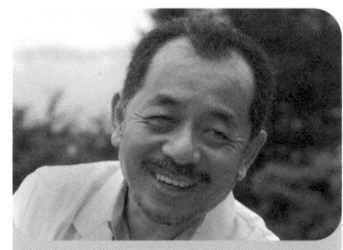

시노하라 키쿠노리(篠原菊紀)
- 스와 이과대학(公立諏訪東京理科大學) 정보응용공학과 교수
- 나가노현 치노시(茅野市) 출신. 도쿄대, 동 대학원 교육학연구과 수료
- 어린이부터 고령자를 대상으로 뇌 훈련, 공부법, 인지기능 저하 예방, 업무능력 향상에 관해 저술 및 교재를 개발함.
- 저서 : 〈1일 10분! 성인 뇌 훈련 명작 따라 그리기〉, 〈뇌 활성화 드릴〉 시리즈, 〈바로 하는 뇌로 바꾸는 37가지 습관〉 등

■ 뇌를 활기 있게 하는 네 가지 방법

① 머리를 제대로 사용한다 : 기억이나 정보를 일시적으로 유지하면서 어떤 작업을 행하는 워킹메모리(working memory)라는 기능을 훈련시키는 것이 중요합니다. 고령자라도 이 기능을 향상시키면 뇌의 힘을 전반적으로 키울 수 있습니다.

② 몸을 제대로 움직인다 : 유산소 운동이나 근육 운동을 늘립니다. 집에서 운동(근육 운동뿐 아니라 가사 포함)을 많이 하는 사람은 알츠하이머병에 잘 걸리지 않는다는 연구 결과도 있습니다.

③ 식사에 신경을 쓴다 : 생활습관병을 예방하고 치료하는데 효과적인 식사가 뇌를 지키고 훈련시키는 데 도움이 됩니다. 생선·야채·닭고기·과일 등을 많이 섭취하고 지방이 많은 음식은 자제하도록 합니다.

④ 사람들과 적극적으로 관계를 유지한다 : 사람과의 관계가 뇌를 지켜줍니다. 혼자 숨어 있지 말고 적극적으로 밖으로 나갑시다.

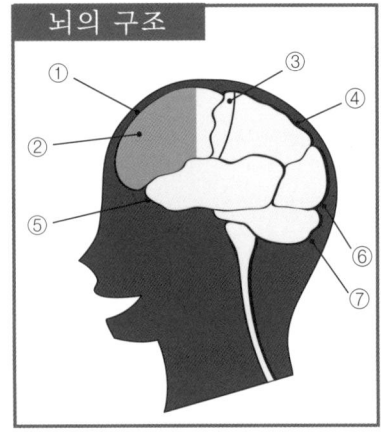

뇌의 구조

■ 그림 색칠하기로 뇌를 훈련시키자!

그림 색칠하기는 모양과 색상 등을 식별하는 후두엽을 활성화시킵니다. 그리고 그림 색칠하기에 동반되는 작업은 신체 컨트롤을 관장하는 선조체(線條體)와 소뇌 그리고 운동야(運動野)와 전두엽 등에 분포하는 계통을 단련시킵니다. 최근 연구에 따르면 뭔가 하려는 의욕은 선조체에 자리하고 있다는 것이 밝혀졌습니다. 뇌의 이 부분을 단련시키는 일은 능력을 높이는 것뿐만 아니라 의욕을 끌어모으는 것이 됩니다. 그림 색칠하기 작업을 통하여 뇌를 제대로 사용하고 이를 지속하는 것도 중요하며 뇌에 긍정적인 효과를 촉진합니다.

뇌의 기능

① 전두엽 : 사고·운동·언어를 담당한다.

② 전두전야(前頭前野) : 전두엽에 있는 부분으로 생각하는 일, 커뮤니케이션이나 감정 조절, 의사 결정, 행동의 억제, 주의나 의식을 관장한다. 퍼즐이나 그림 색칠하기 등을 하면 특히 활성화된다.

③ 체성감각야(體性感覺野) : 피부, 운동, 평형 감각을 담당하는 곳이다.

④ 두정엽 : 손발의 지각, 움직임의 지각, 계산을 할 때 작용한다.

⑤ 측두엽 : 청각, 인식, 의미·언어를 듣고 분간한다. 글자나 언어를 사용한 퀴즈로 언어 영역이 자극받는다.

⑥ 후두엽 : 시각, 이미지를 인식한다. 그림이나 도형을 주의 깊게 관찰하면 자극받는다.

⑦ 소뇌 : 운동 조절, 언어나 사고 등의 지적인 처리 작업에서 중요한 역할을 수행한다.

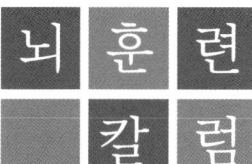

뇌에 관련된 이야기
- 시노하라 교수

기분 문제는 사실 몸의 문제였다!?

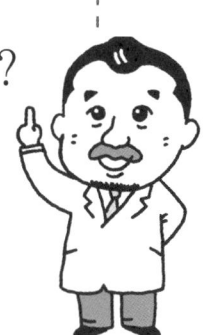

몇 년 전부터 '신체화된 인지(認知)'라는 심리학적인 사고를 가끔 듣게 됩니다. 좀 어렵게 느껴지지요. 그러면 '신체화된 인지'가 무엇인지 살펴보겠습니다. 이 사고방식은 몸이 느낀 자극, 즉 스스로 몸을 사용하여 만든 행동에 뇌나 마음이 영향을 받는다는 것으로, 본디 사람은 육체의 신경 기반을 사용하여 기분을 바꾸기도 하고 어떤 일을 결정하기도 한다는 얘기입니다.

예를 들면 상자 속에 구슬을 넣고 그 상자를 들어올리거나 내리도록 합니다. 이때 "지난 여름에 있었던 추억거리를 얘기해 주세요."라고 부탁하면 손을 올릴 때는 좋은 추억을 생각해내기 쉽고 내릴 때는 안 좋은 추억을 생각해내기 쉽다고 합니다.

또한 '따뜻한 것을 만질 때는 온화한 기분이 들고, 미소를 지으면 기분도 좋아진다, 등과 허리를 똑바로 펴면 업무의 능률이 좋아진다, 딱딱한 의자에 앉으면 판단이 엄격해진다, 무거운 것을 들면 일을 중대하게 받아들이기 쉽다' 라는 것들로 신체화된 의지를 설명할 수 있습니다. 어떤가요? 일상생활 속에서 경험해 보셨나요?

그러므로 곤란한 상황에 처했을 때는 '세면대에서 세수를 하고 거울을 보고 미소를 지어보며 등을 똑바로 펴기'를 실행해 봅시다. 분명히 좋은 결과가 나올 겁니다. 무엇이든 형식이 아닌 몸에서 단서를 찾는 것임을 잊지 마세요.

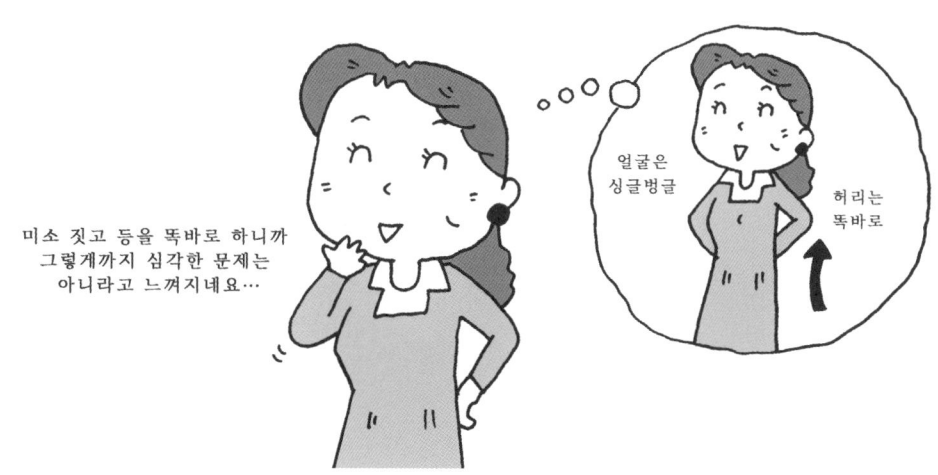

이 책의 특징

그림에 단지 색칠만 하는 것이 아니라 계절마다의 꽃을 즐기며 정경을 떠올리면서 색칠을 합시다. 이 책에는 뇌를 활성화시키는 다양한 장치가 숨어 있습니다.

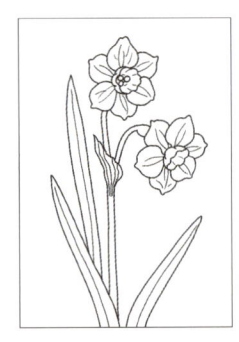

1 그림 색칠하기

- 마음에 드는 그림을 골라 색칠을 해 보세요.
- 가을·겨울 개화 순서로 나오므로 처음부터 색칠을 해도 좋습니다.
- 복사해서 사용하면 여러 번 사용할 수 있습니다. 완성한 날짜와 이름을 적어놓으면 기념이 됩니다.

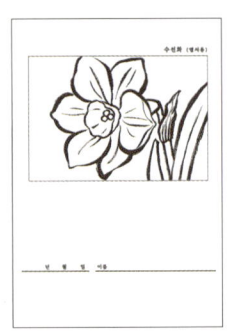

2 그림엽서 색칠하기

- 색칠을 하면 그대로 그림엽서가 되는 사이즈입니다. 짧은 글을 적어 봅시다.

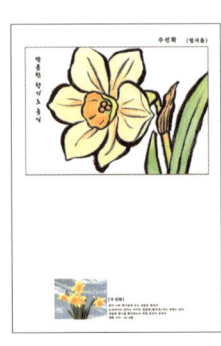

3 꽃 사진과 특징

- 해설과 사진을 첨부했고 꽃의 특징과 개화 시기, 읽을거리가 있어서 더욱 즐겁게 색칠할 수 있습니다.

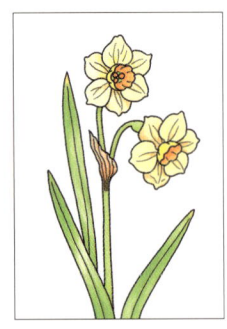

4 채색 견본

- 견본을 보고 똑같이 색칠하는 작업은 동시에 세부적으로 주의를 기울이므로 뇌가 활성화된다고 합니다. 견본을 보면서 색칠해 봅시다. 물론 자기만의 색깔로 칠해도 됩니다.
- 손쉽게 세밀한 부분도 칠하기 위해서 색연필을 권합니다. 이 책에서는 24색 색연필을 사용했습니다. 여러 가지 도구로 색칠하는 방법을 즐겨보십시오.

목차

감수자의 말 ·4

뇌에 관련된 이야기 ·5

이 책의 특징 ·6

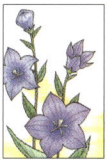
도라지
·
8

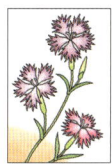
패랭이꽃
·
12

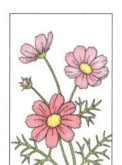
코스모스
·
16

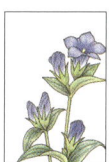
용담
·
20

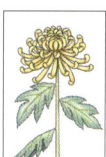
국화
·
24

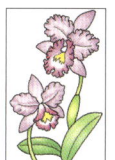
카틀레야
·
28

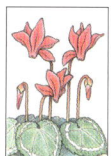
시클라멘
·
32

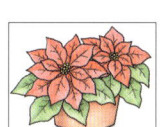
포인세티아
·
36

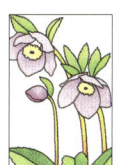
크리스마스로즈
·
40

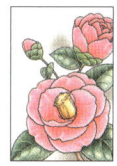
동백
·
44

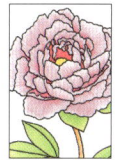
동모란
·
48

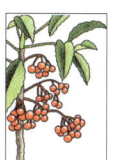
백량금
·
52

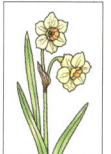
수선화
·
56

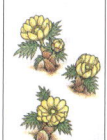
복수초
·
60

그림편지 ·64

캘린더 ·65

도라지

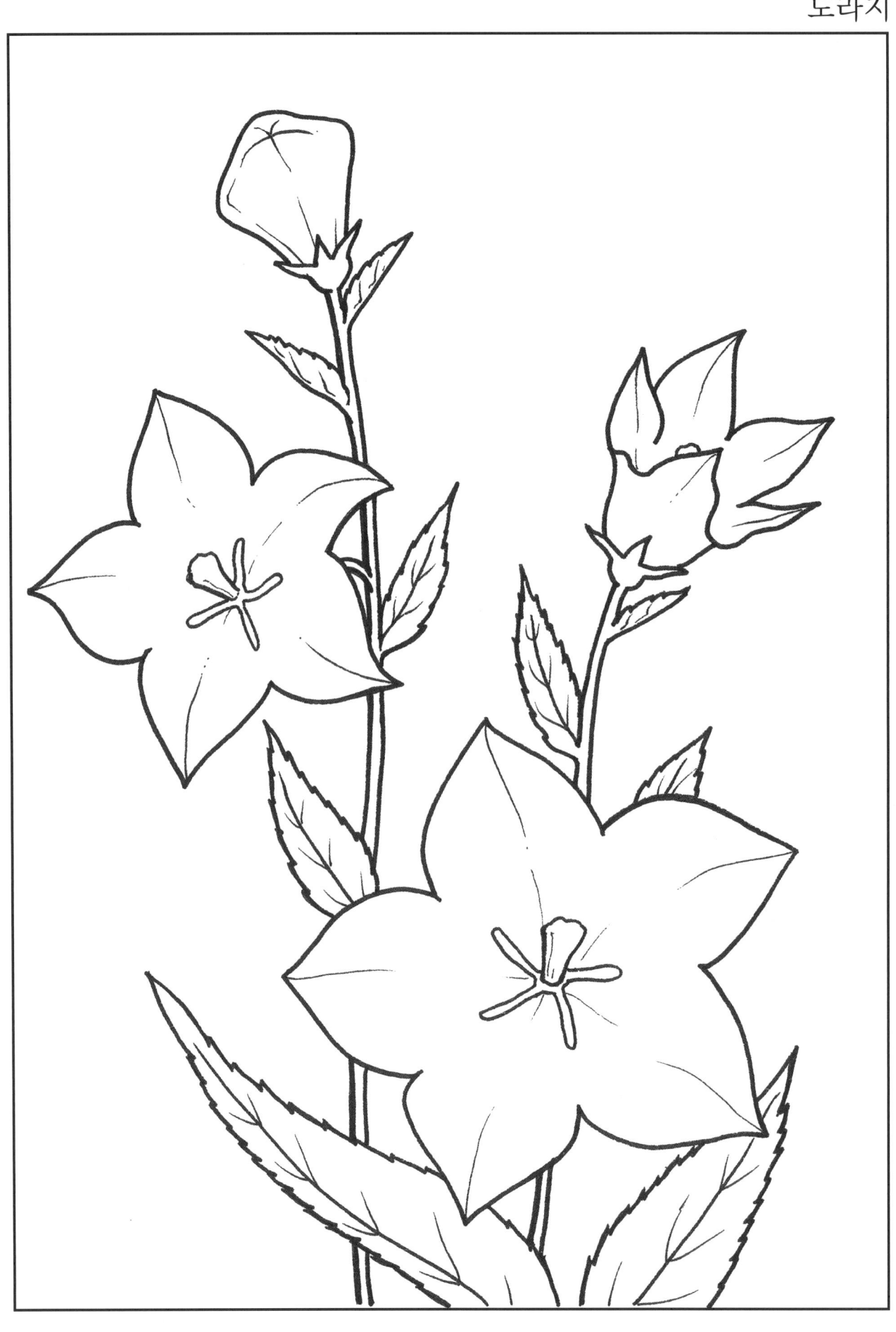

년   월   일   이름

도라지 (엽서용)

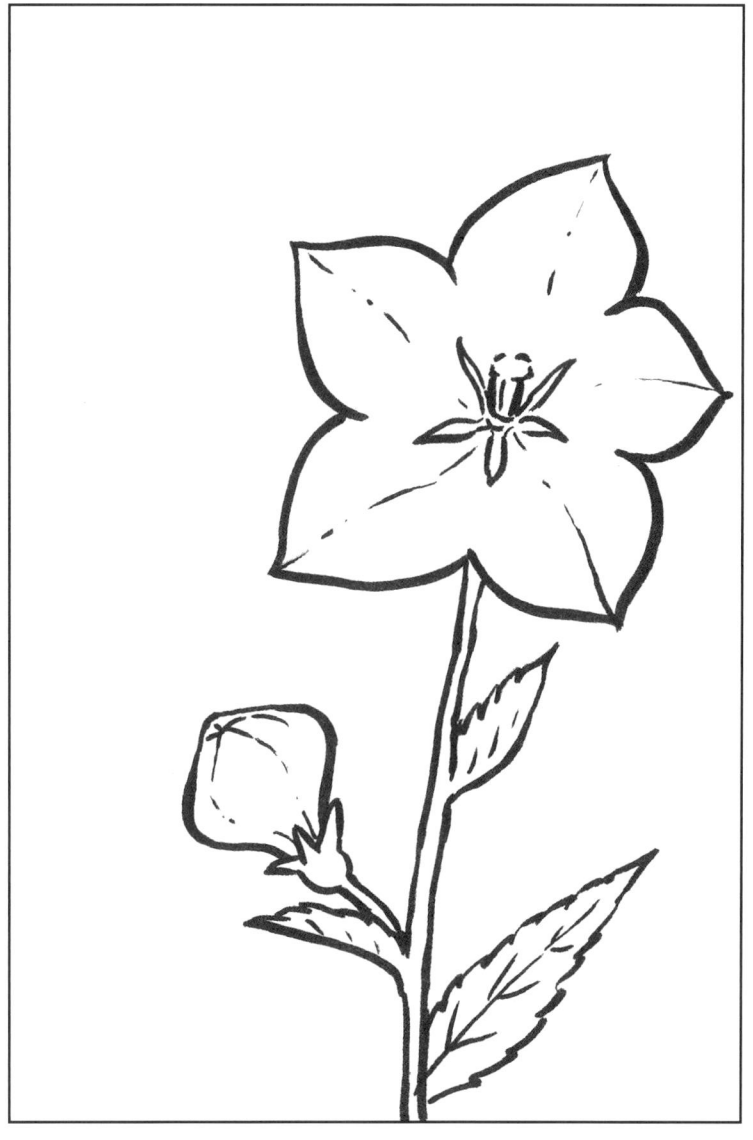

_____ 년   월   일   이름 _____

도라지

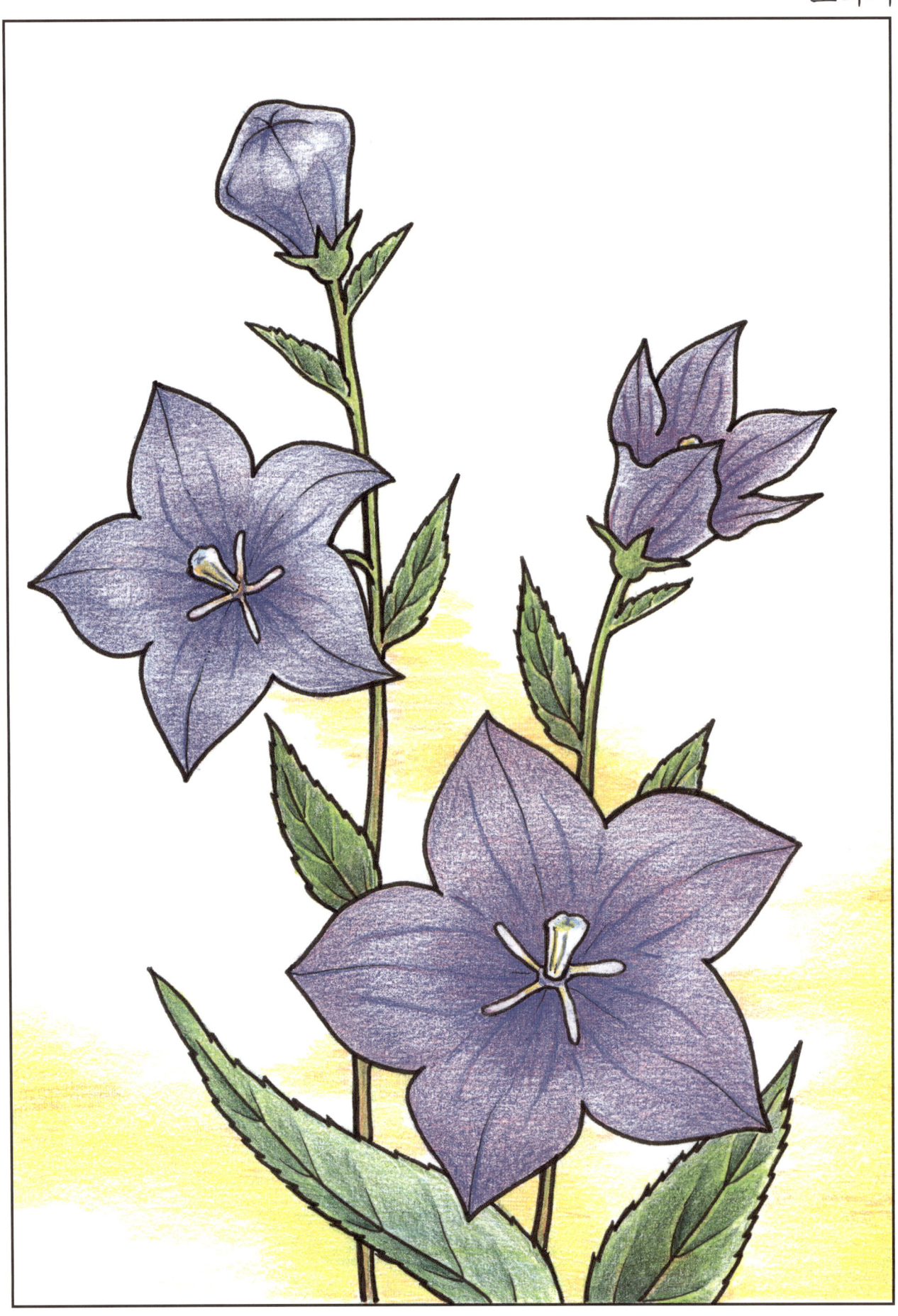

도라지 (엽서용)

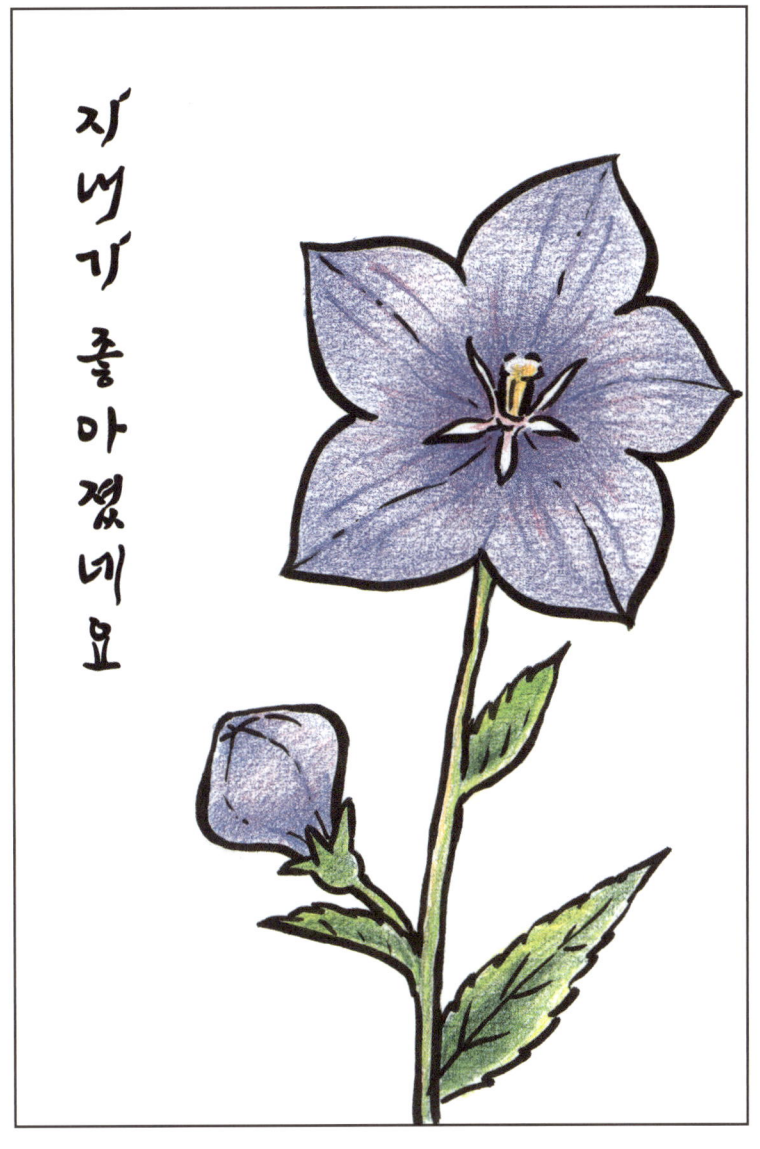

지내기 좋아졌네요

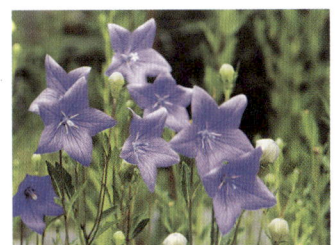

도라지

민요에 단골로 등장하는 도라지. 꽃은 별 모양으로 예쁘다. 뿌리는 나물로 먹는다. 주요 성분은 사포닌인데 약초로도 사용된다. 한자로 길경(桔梗)이라고 한다.
개화 시기: 7~8월

패랭이꽃

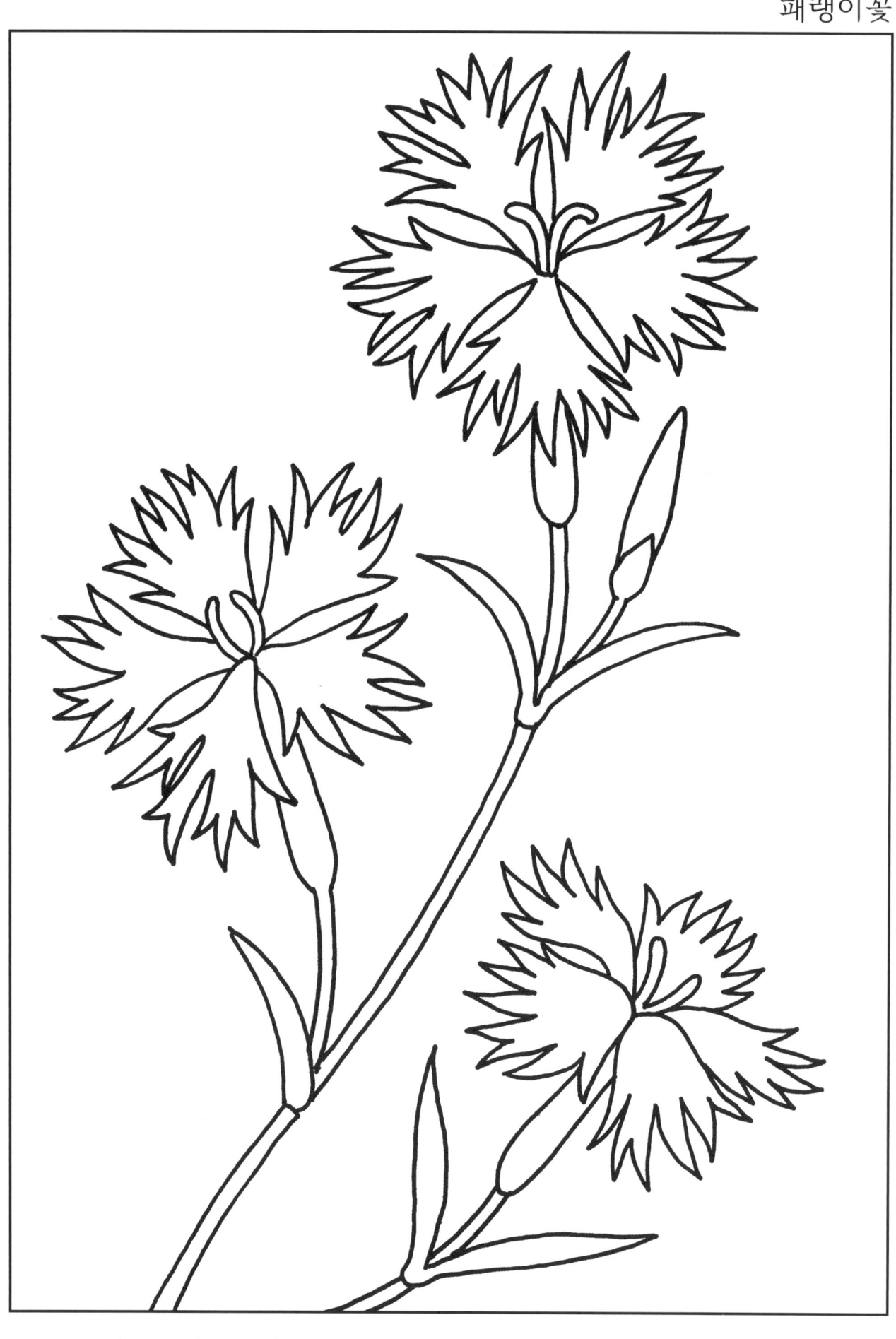

_____ 년 월 일   이름 _____

패랭이꽃 (엽서용)

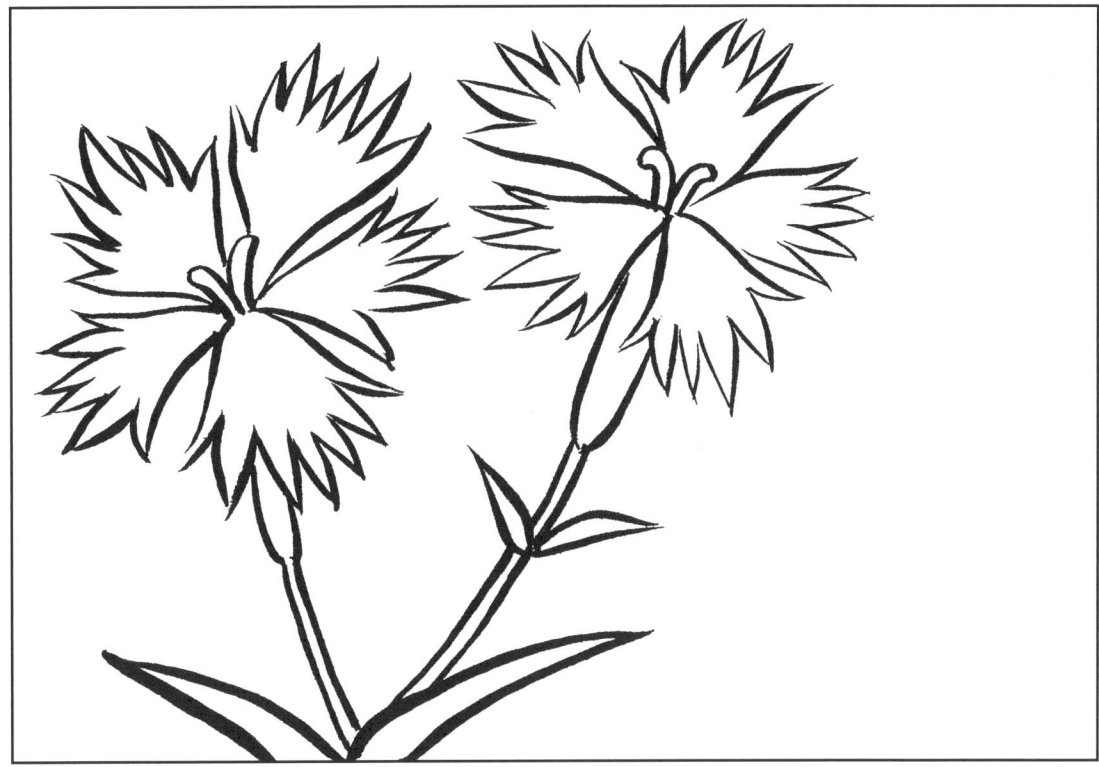

_____ 년   월   일   이름 _____

패랭이꽃

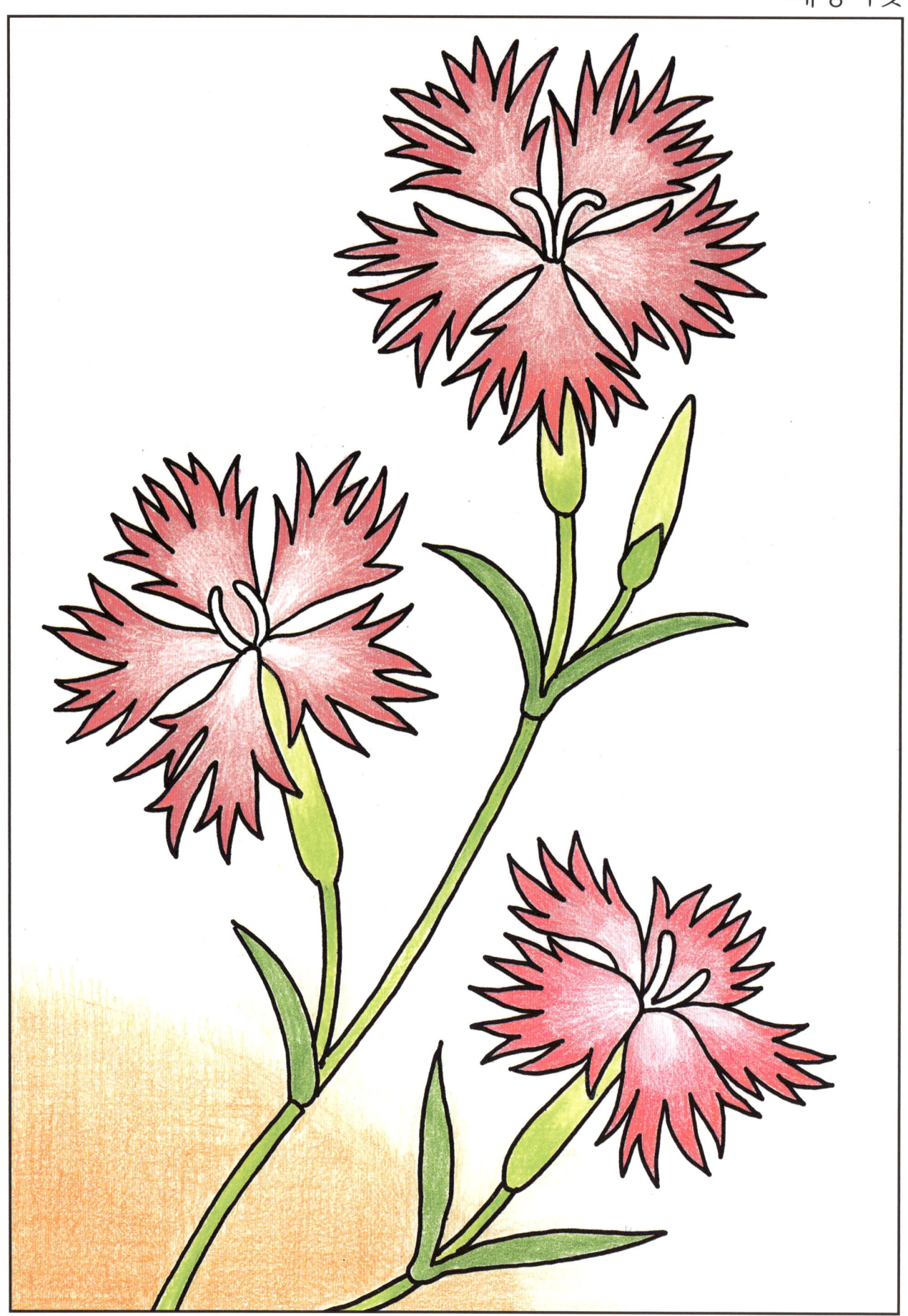

패랭이꽃 (엽서용)

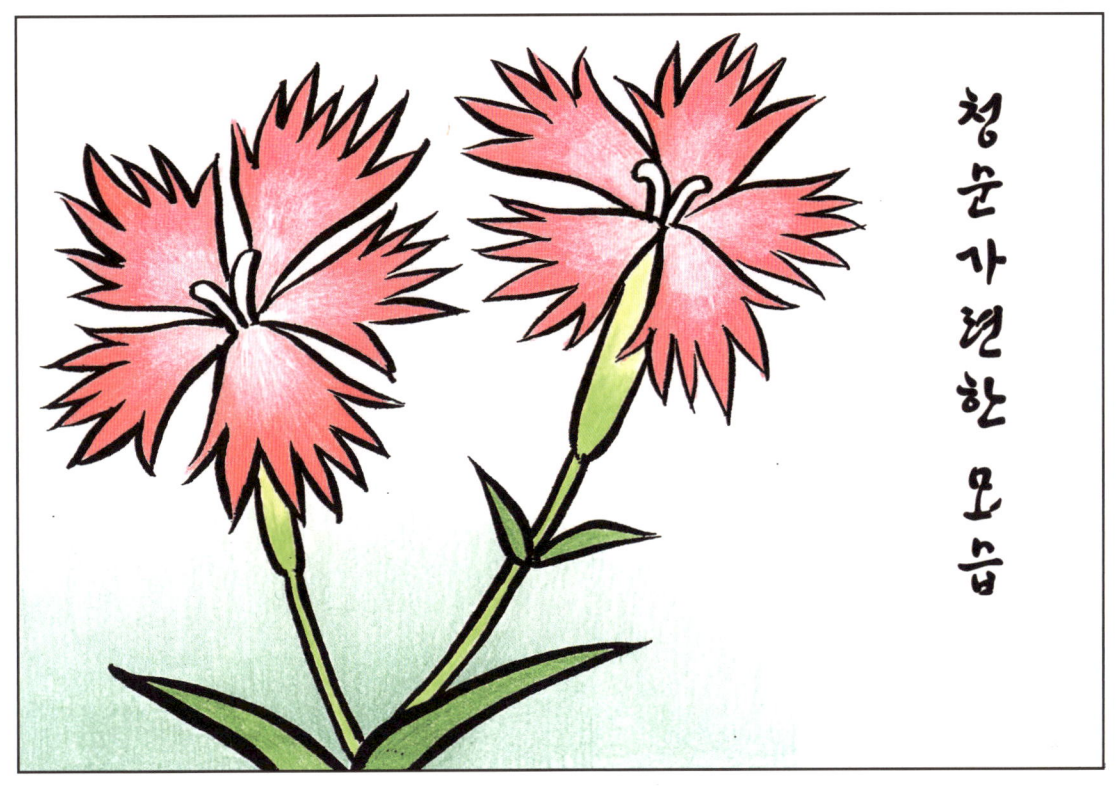

청춘가련한 모습

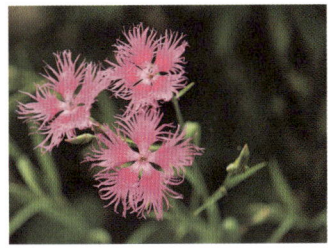

패랭이꽃
생명력이 강하고 예뻐서 관상용·약재용·식용으로 사용된다. 일본 여성을 상징하는 꽃으로 일본여자 국가대표팀을 '나데시코(패랭이꽃)' 라고 흔히 일컫는다.
개화 시기:6~9월

코스모스

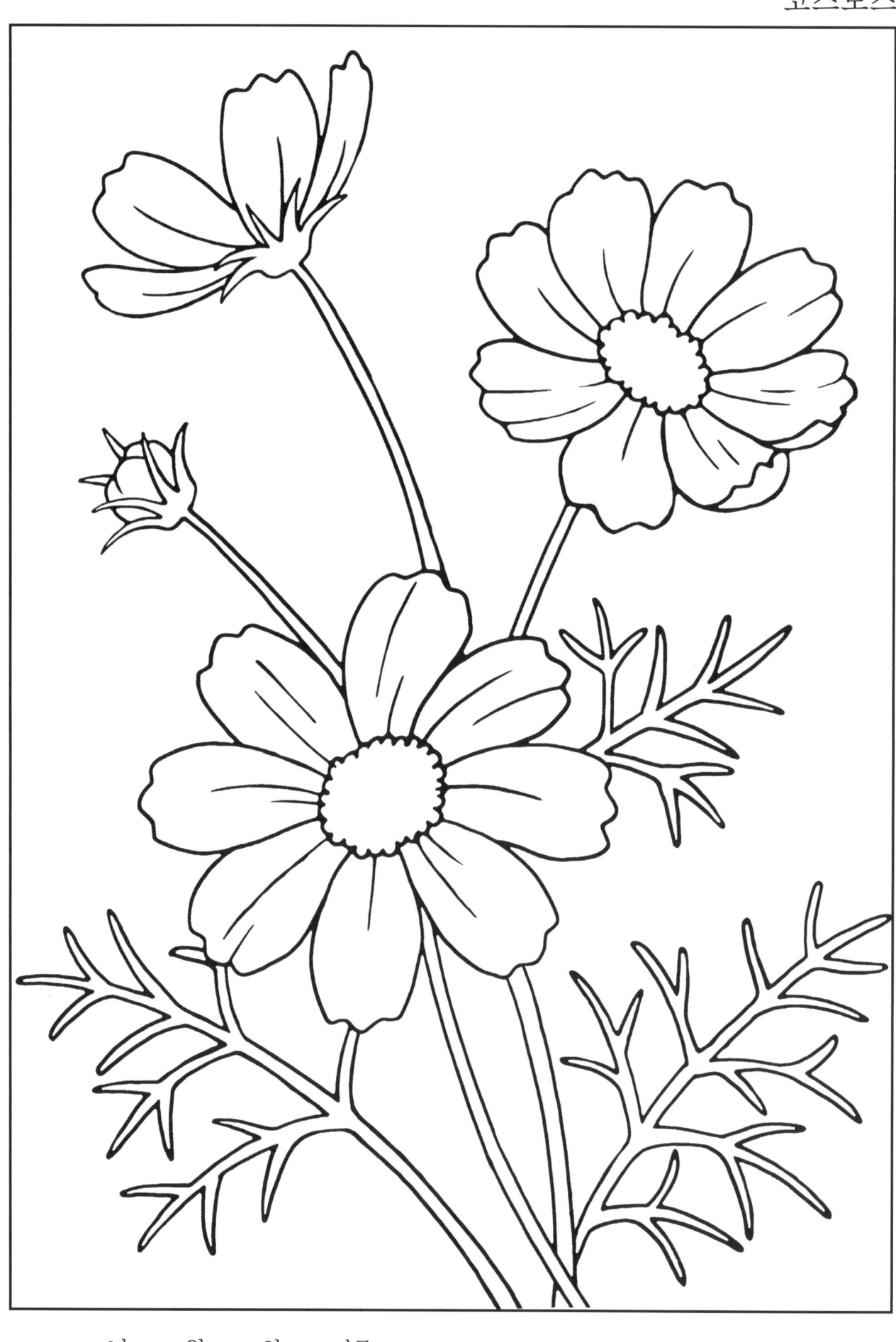

년　월　일　이름

코스모스 (엽서용)

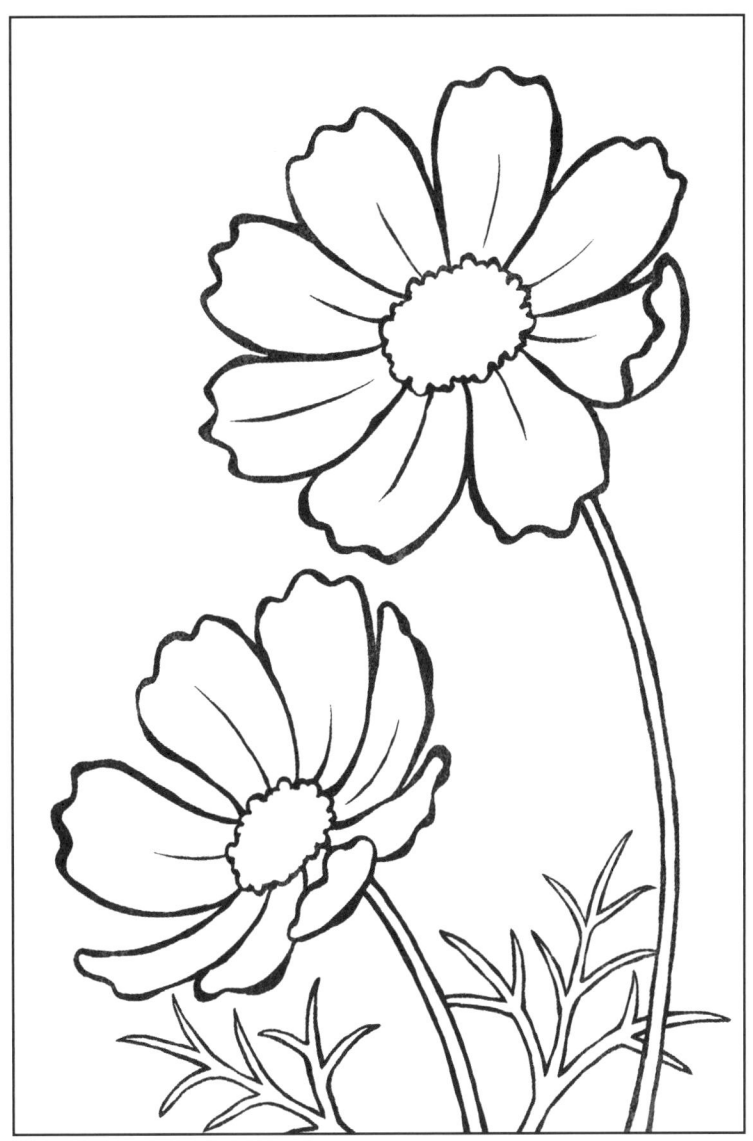

_____ 년   월   일   이름 _____

코스모스

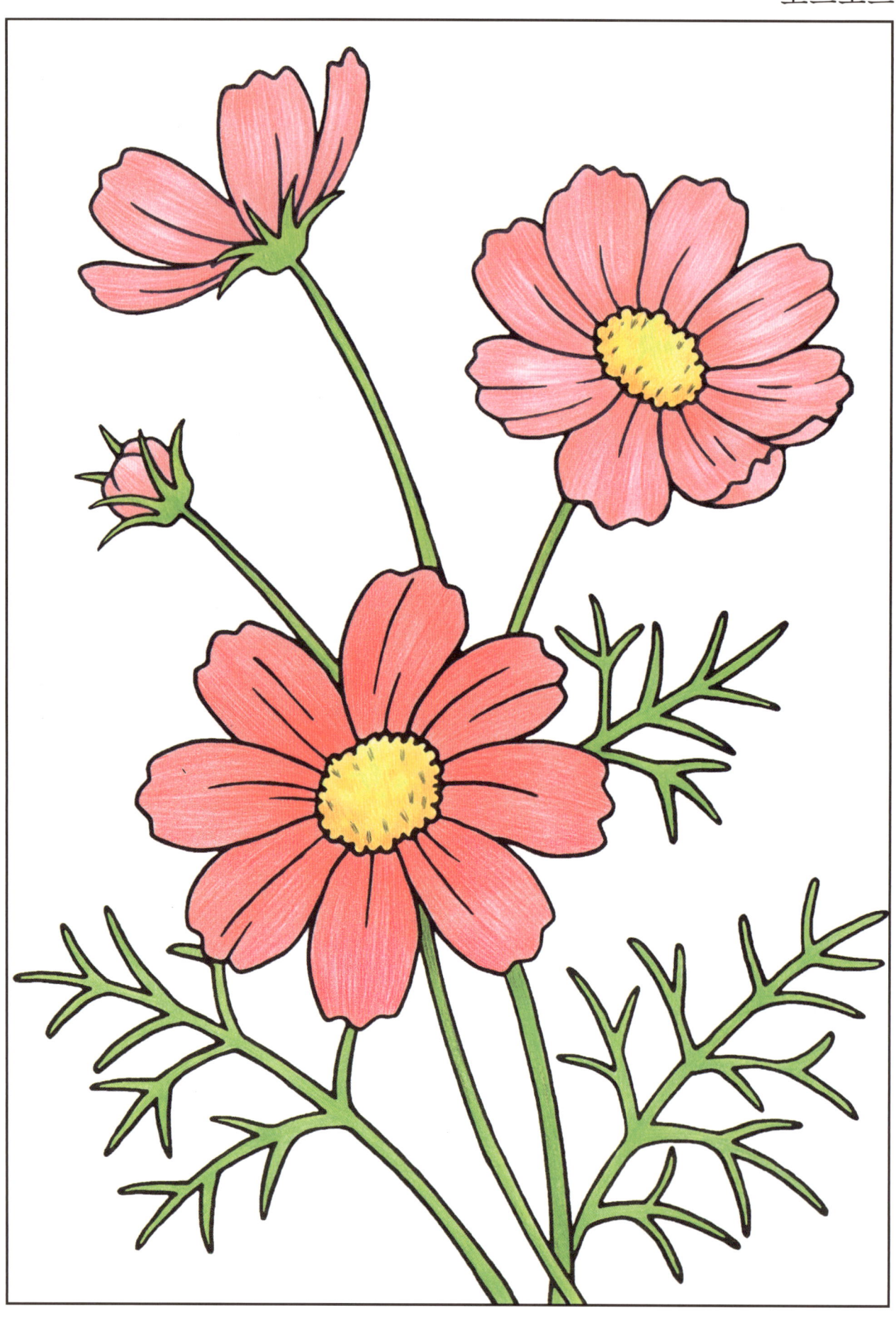

코스모스 (엽서용)

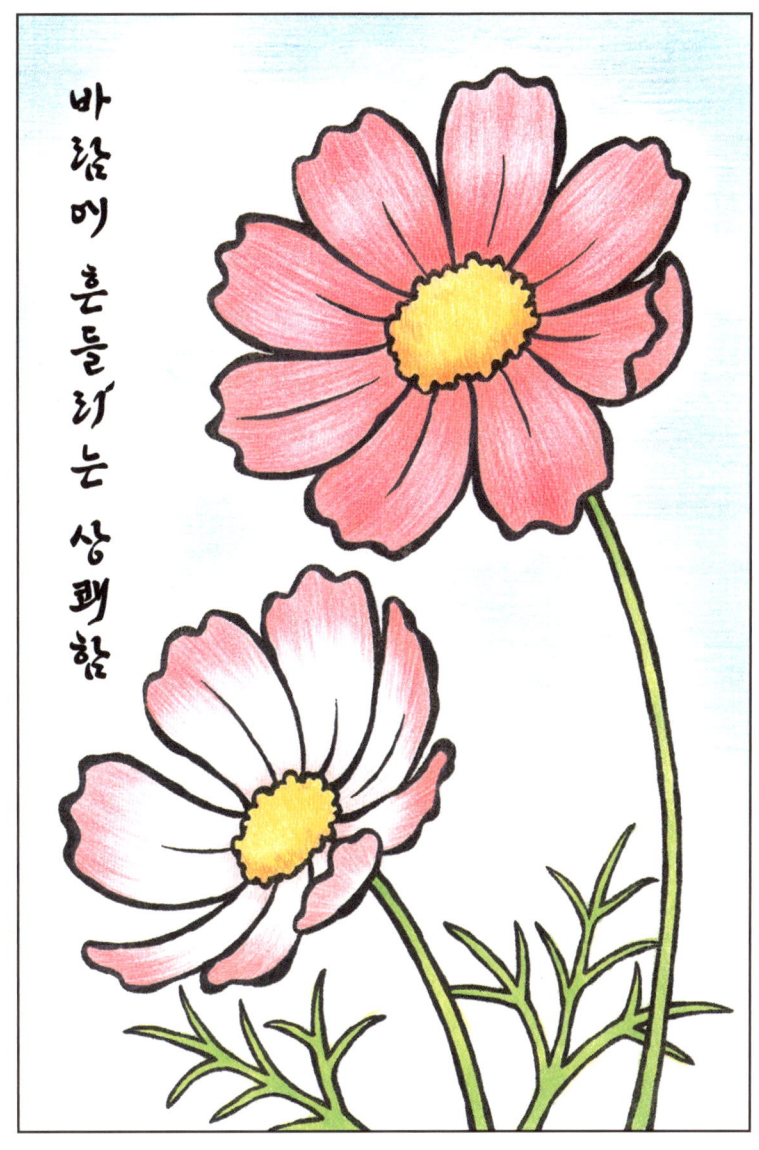

바람에 흔들리는 상쾌함

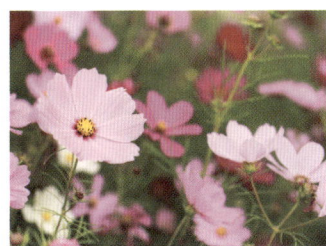

코스모스
멕시코가 원산지이며 20세기 초에 국내에 들어온 것으로 추측된다. 관상용으로 도로변이나 정원에 심는다. 일본에선 가을 벚꽃(秋櫻)이란 이름으로 불린다.
개화 시기: 6~10월

용담

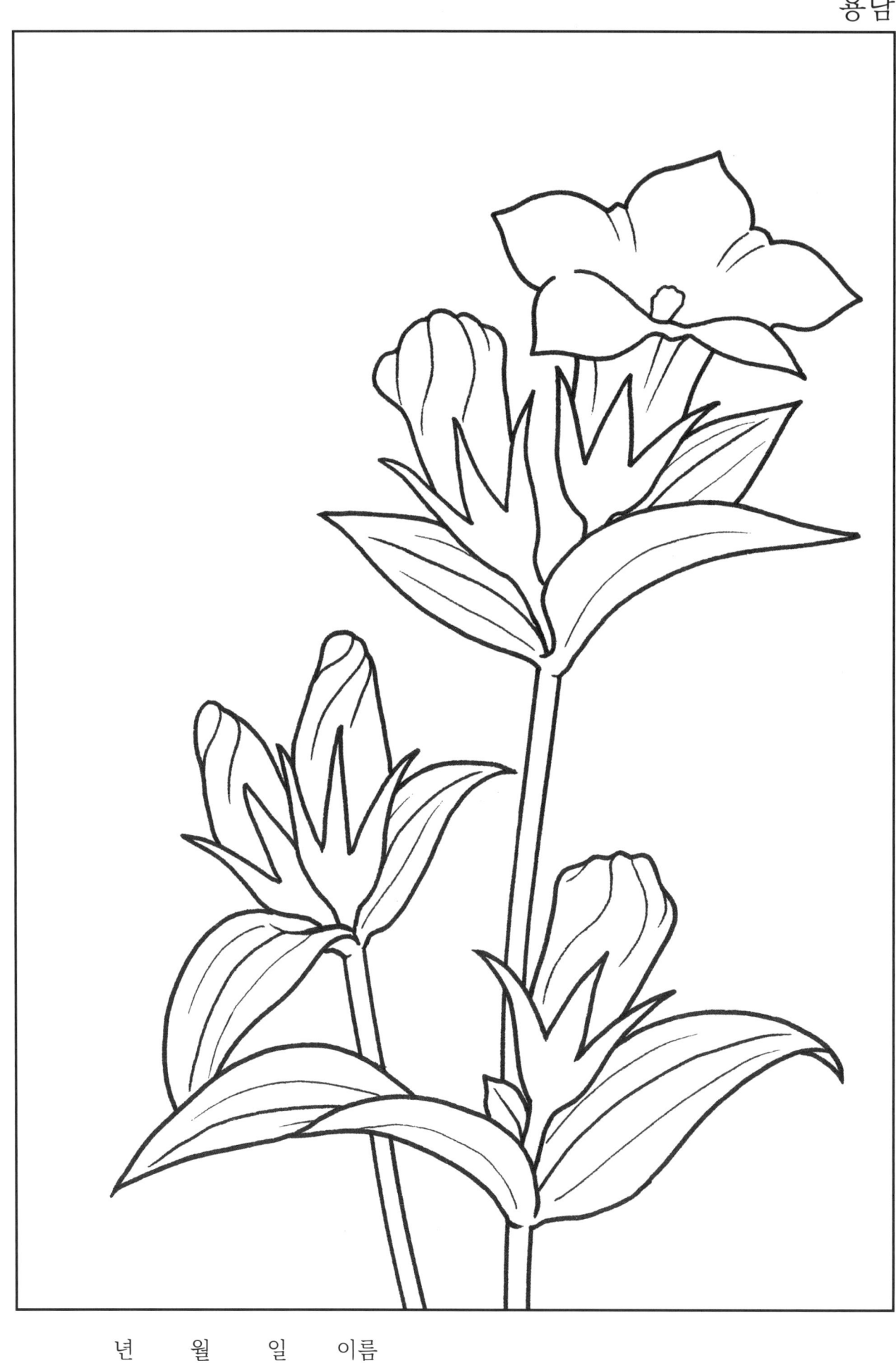

년 월 일   이름

용담 (엽서용)

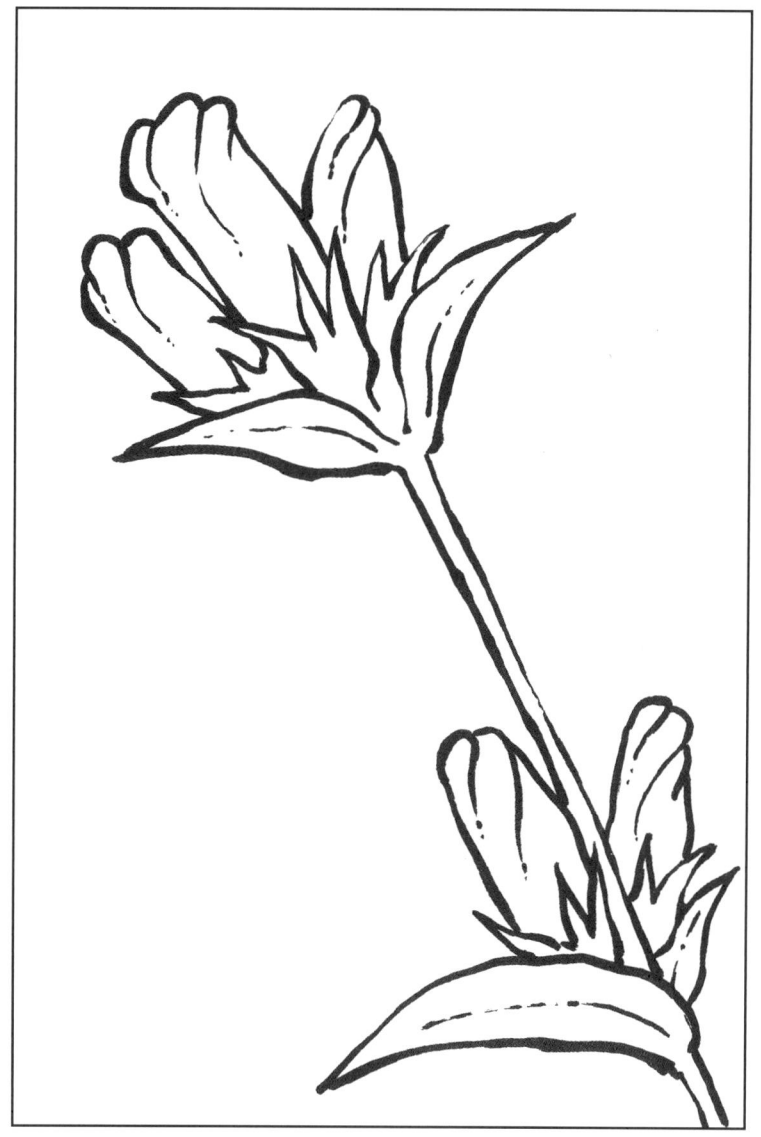

년   월   일   이름

용담

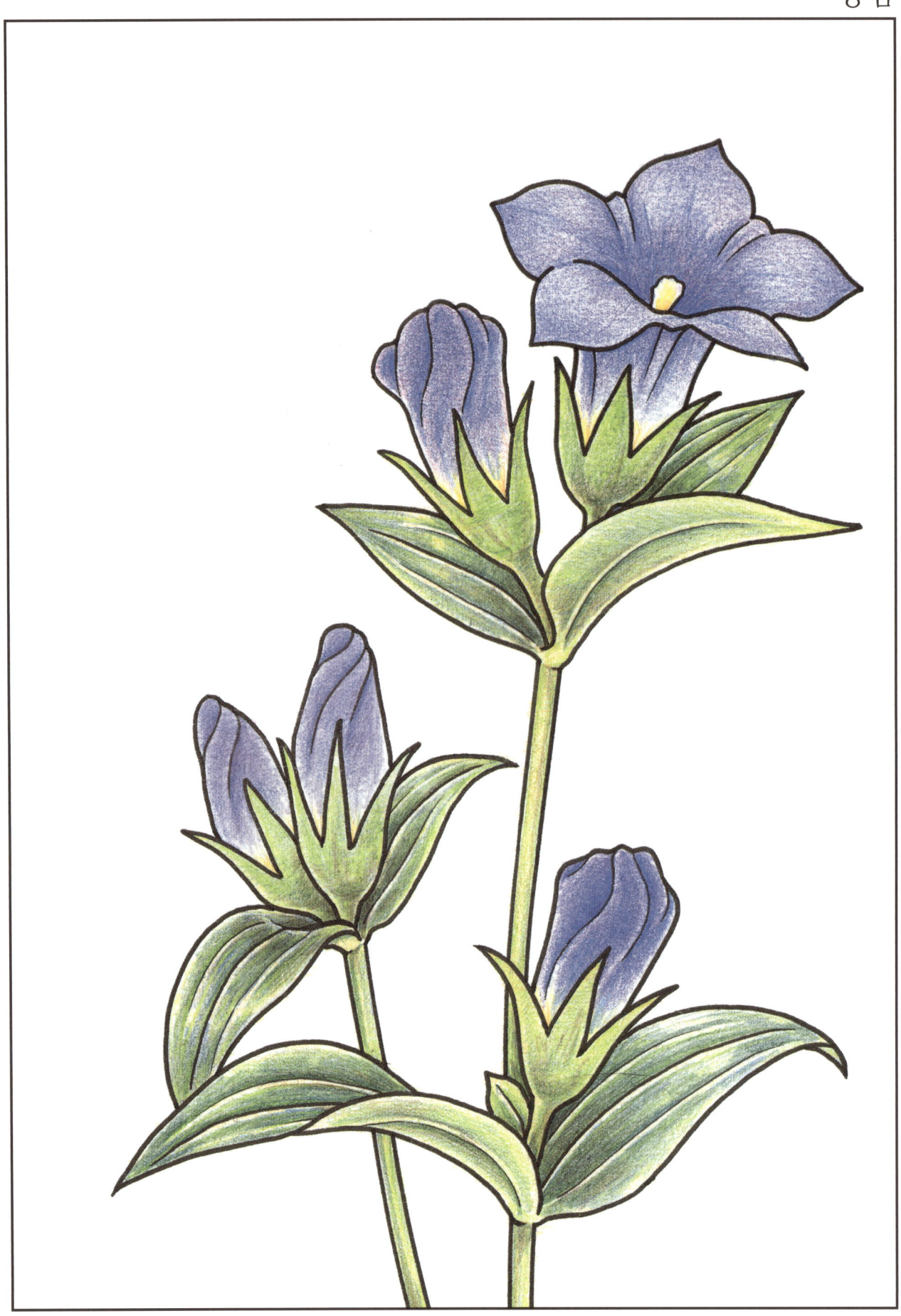

용담 (엽서용)

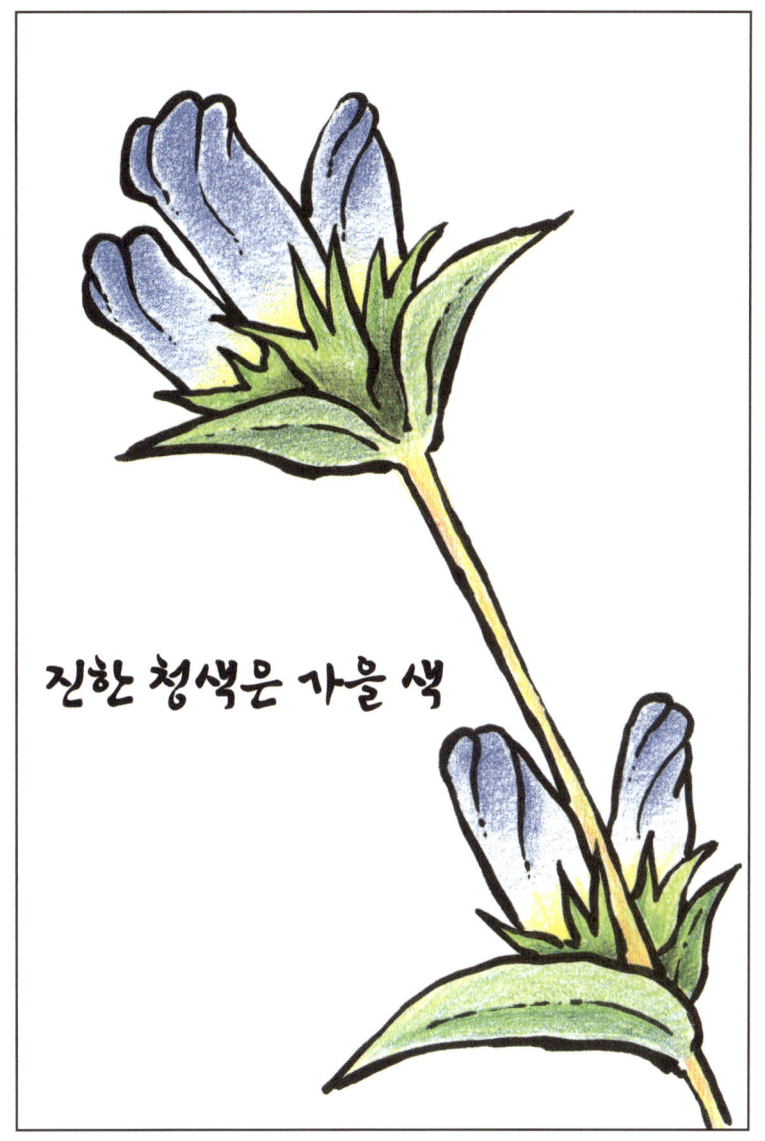

진한 청색은 가을 색

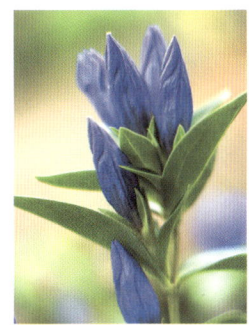

용담
꽃은 해가 떠 있는 동안에만 피고 밤에는 진다. 보통 뿌리는 건조시켜 약으로 쓴다. 용담은 용의 쓸개라는 뜻으로 그만큼 효능이 좋다는 의미도 된다.
개화 시기 : 8~10월

국화

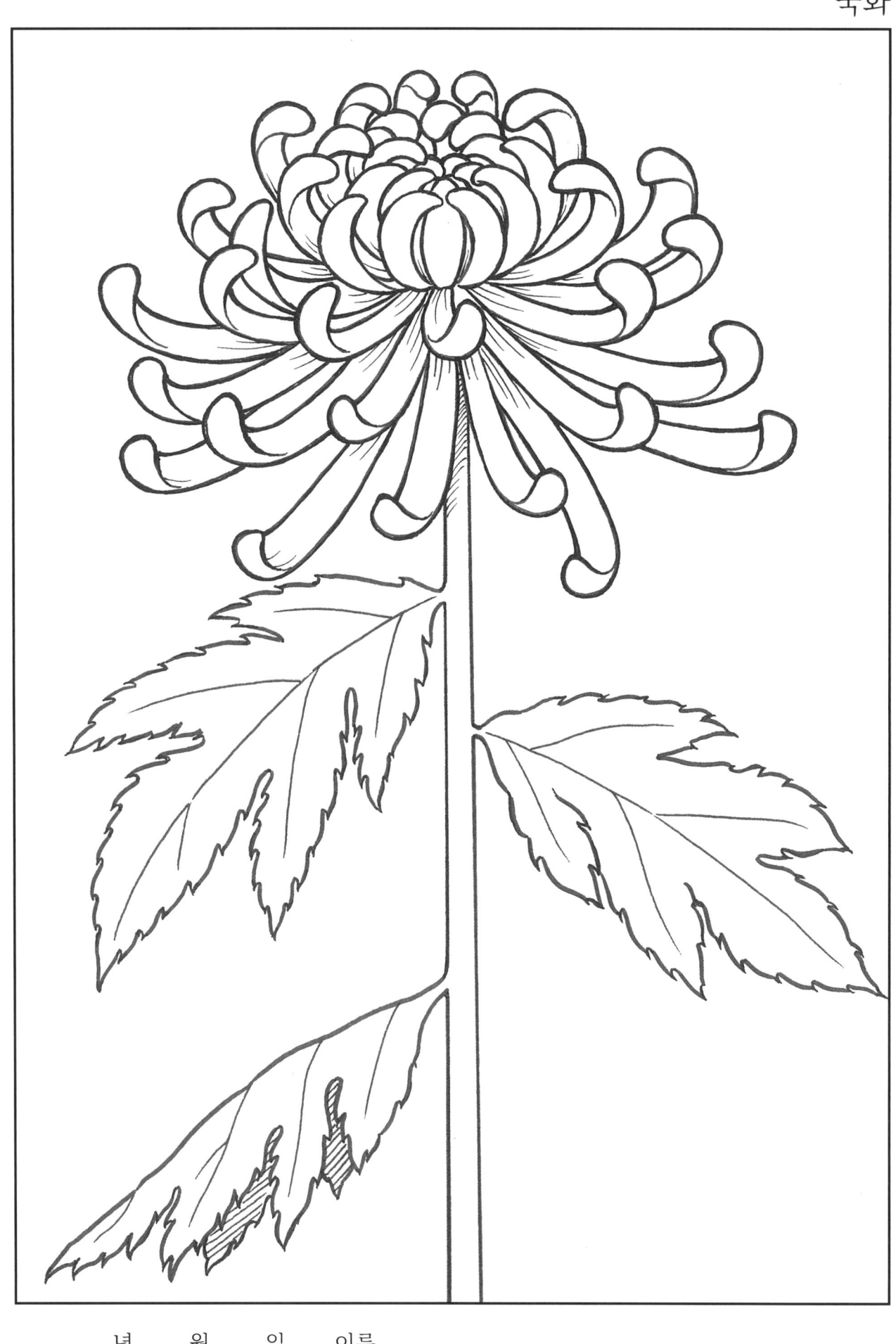

_____ 년   월   일   이름 _____

국화 (엽서용)

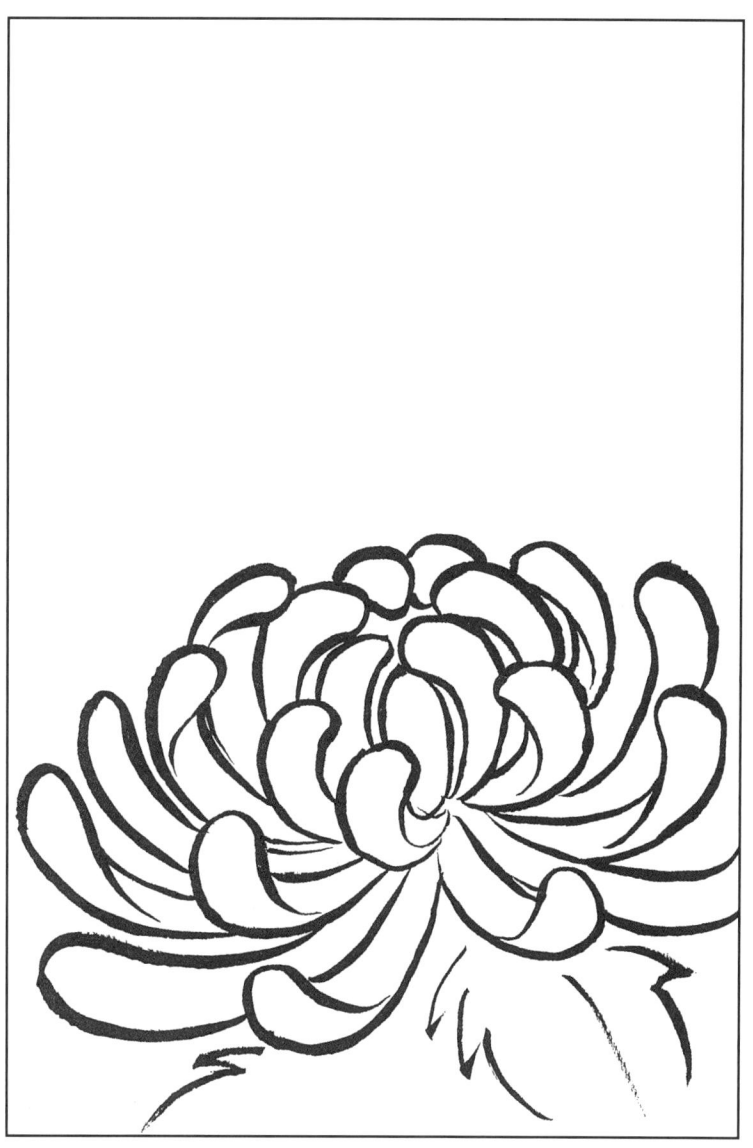

년   월   일   이름

국화

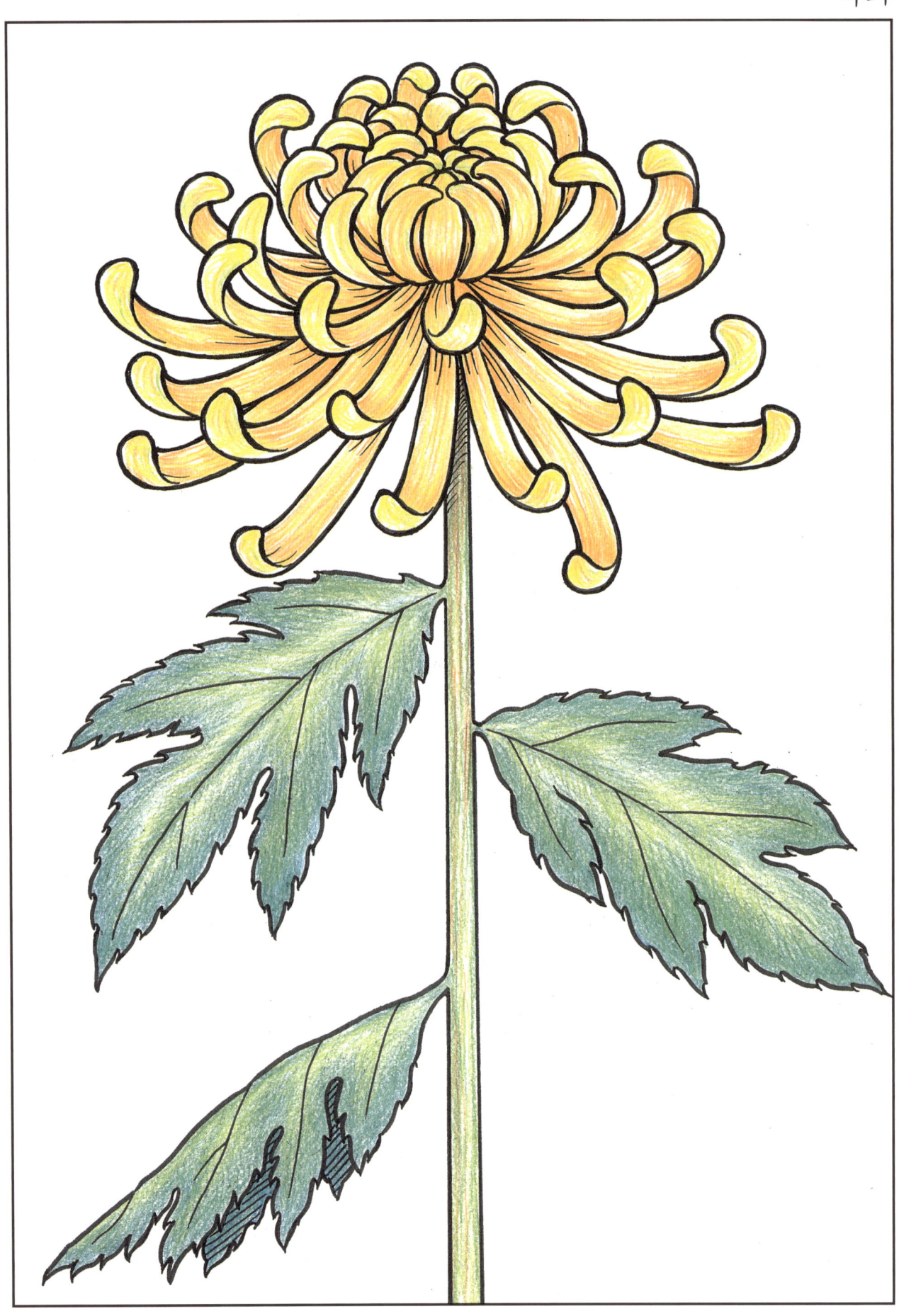

국화 (엽서용)

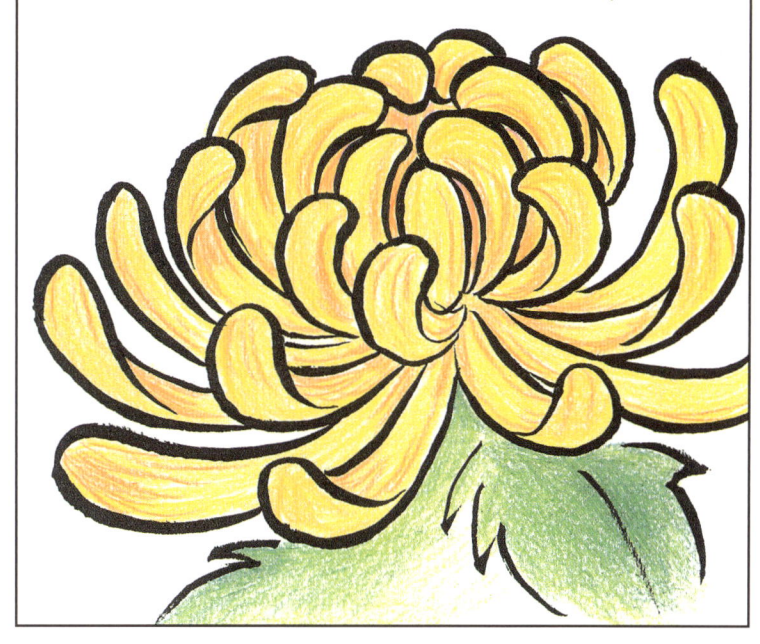

커다란 꽃을 피우자

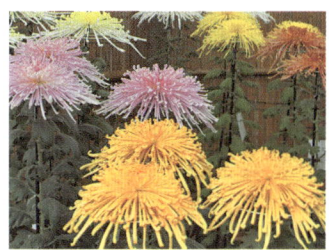

국화
예로부터 4군자의 하나로 고귀한 대접을 받았다. 차로 마시기도 하고 전을 부쳐 먹기도 했다. 세계적으로 흰 국화를 장례식에 바치는 풍습이 있다.
개화 시기: 9~11월

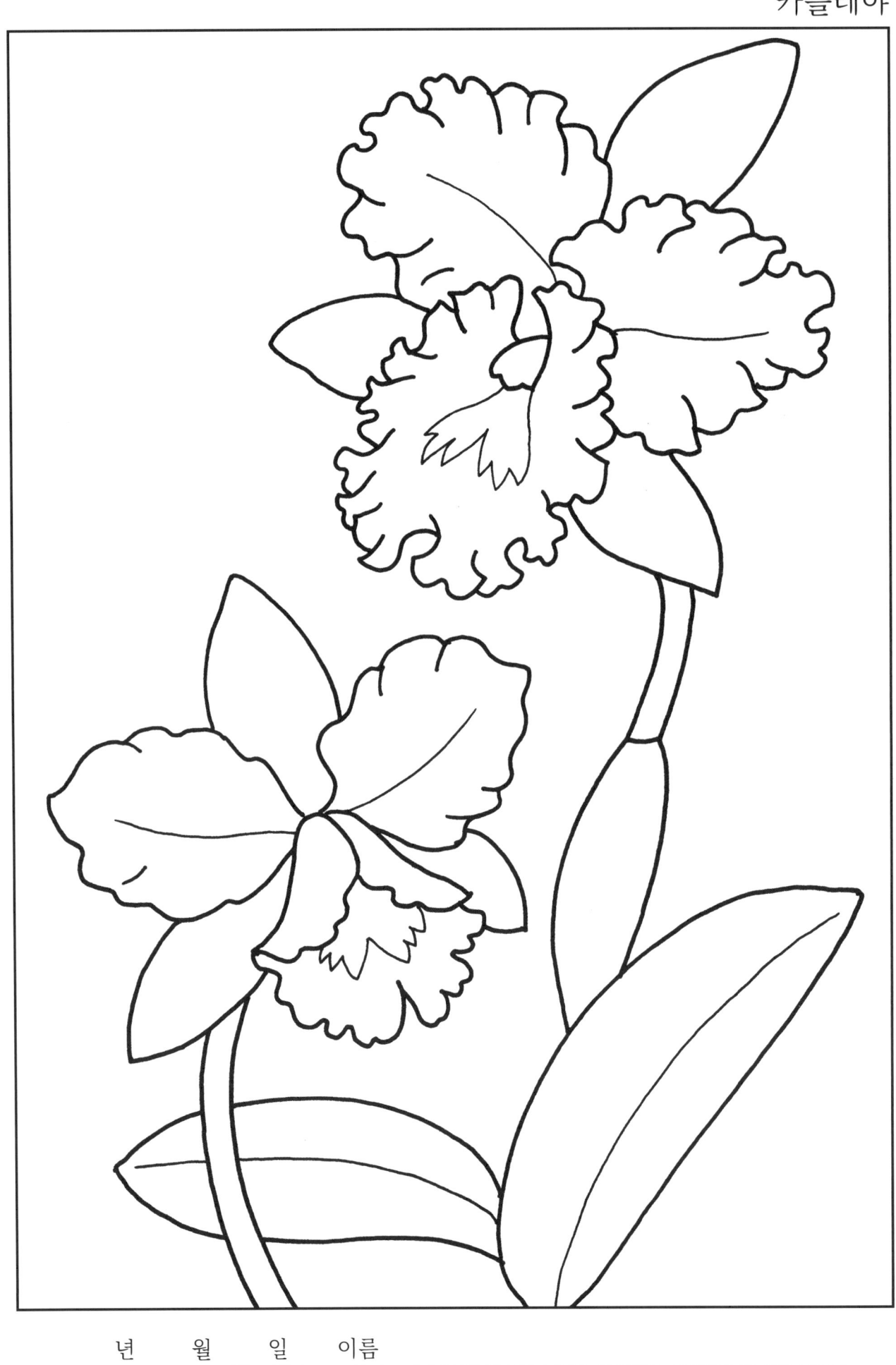

카틀레야 (엽서용)

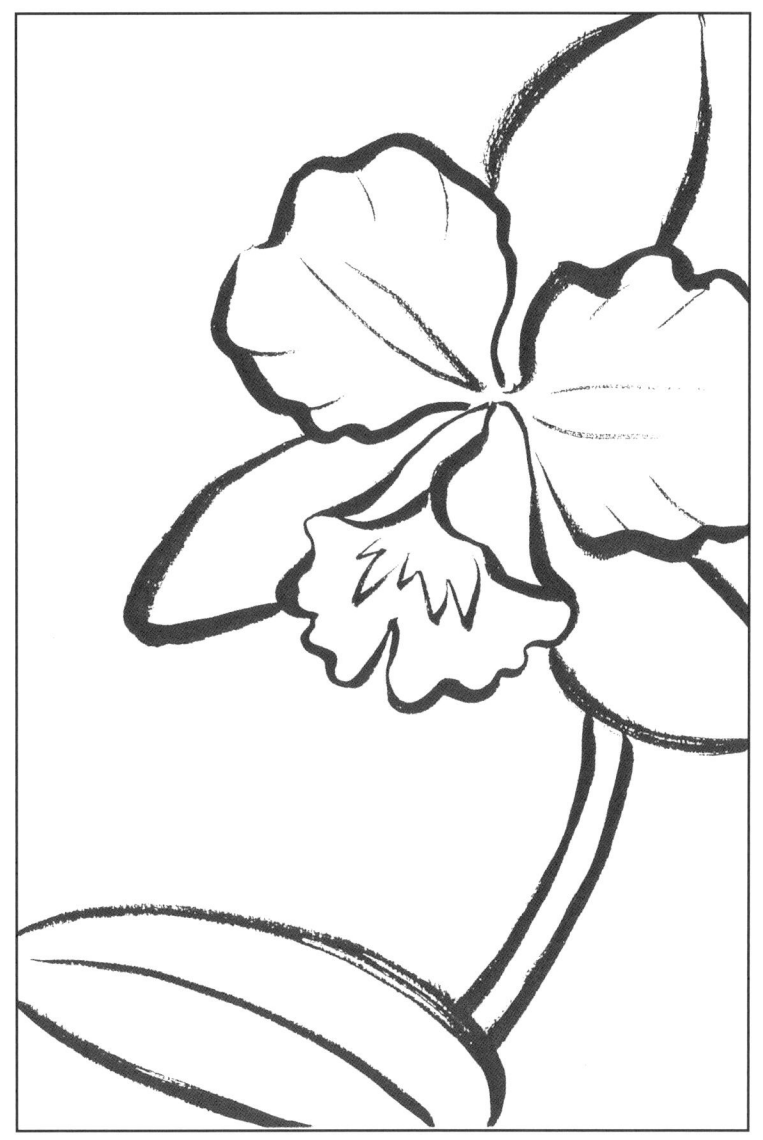

　년　　월　　일　　이름

카틀레야

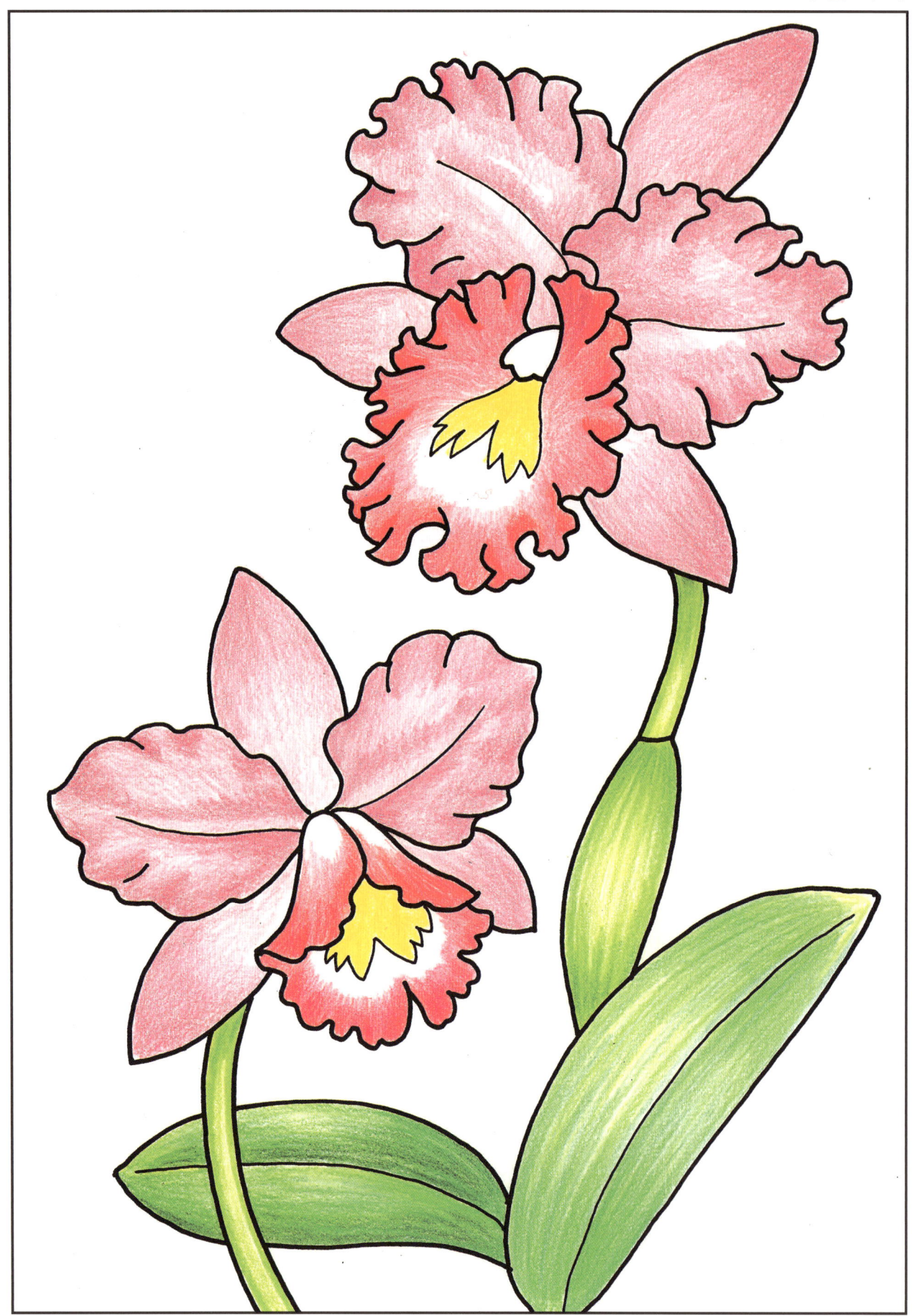

카틀레야 (엽서용)

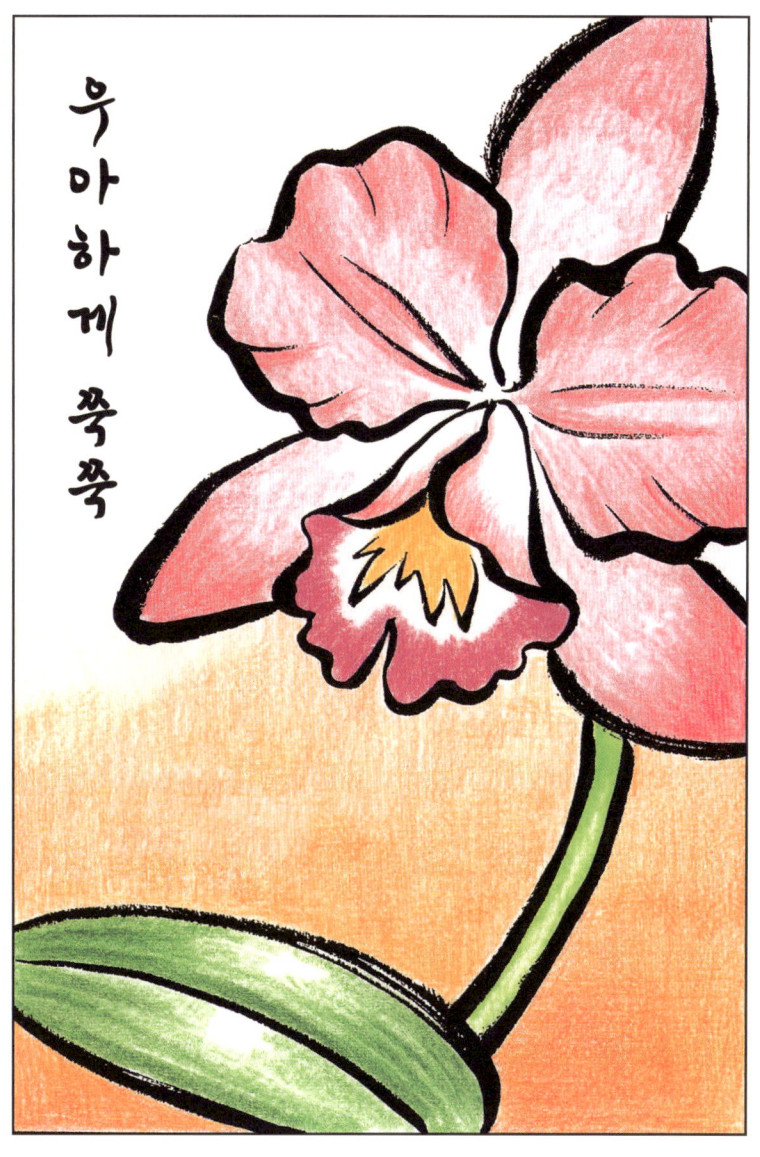

우아하게 쭉쭉

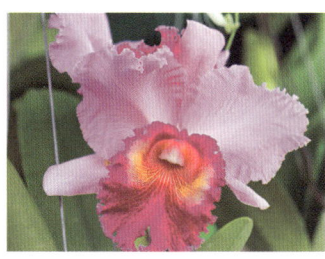

카틀레야
열대 아메리카 산악지대에 많이 자생한다. 크고 아름다운 꽃을 피워서 양란(洋蘭) 중의 여왕이라는 별명이 있다. 19세기 초 영국인들이 브라질 밀림에서 처음 발견했다. 영국 식물학자 캐틀리의 이름을 따서 명명되었다.
개화 시기 : 종에 따라 피는 계절이 다르다.

시클라멘

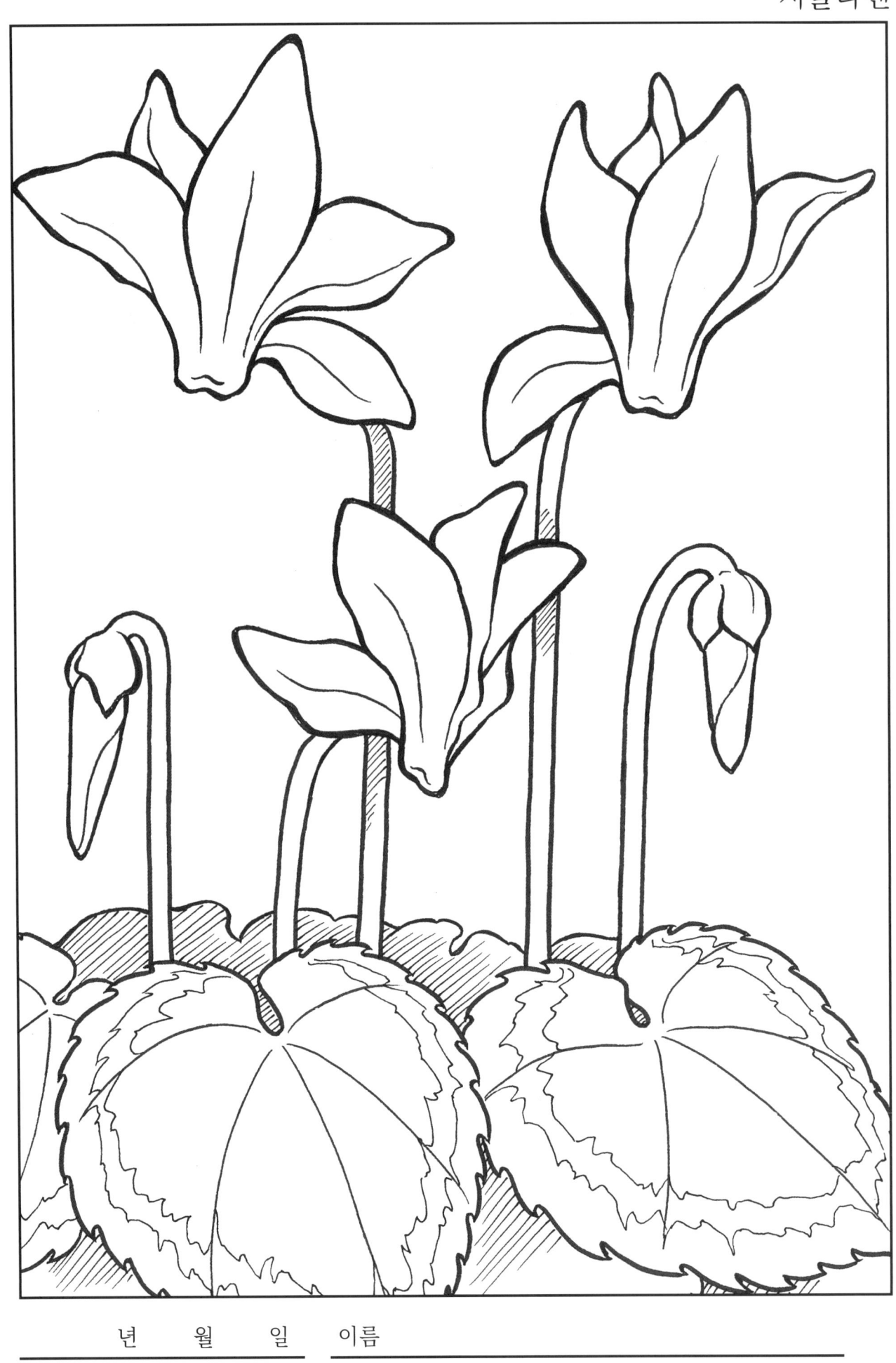

시클라멘 (엽서용)

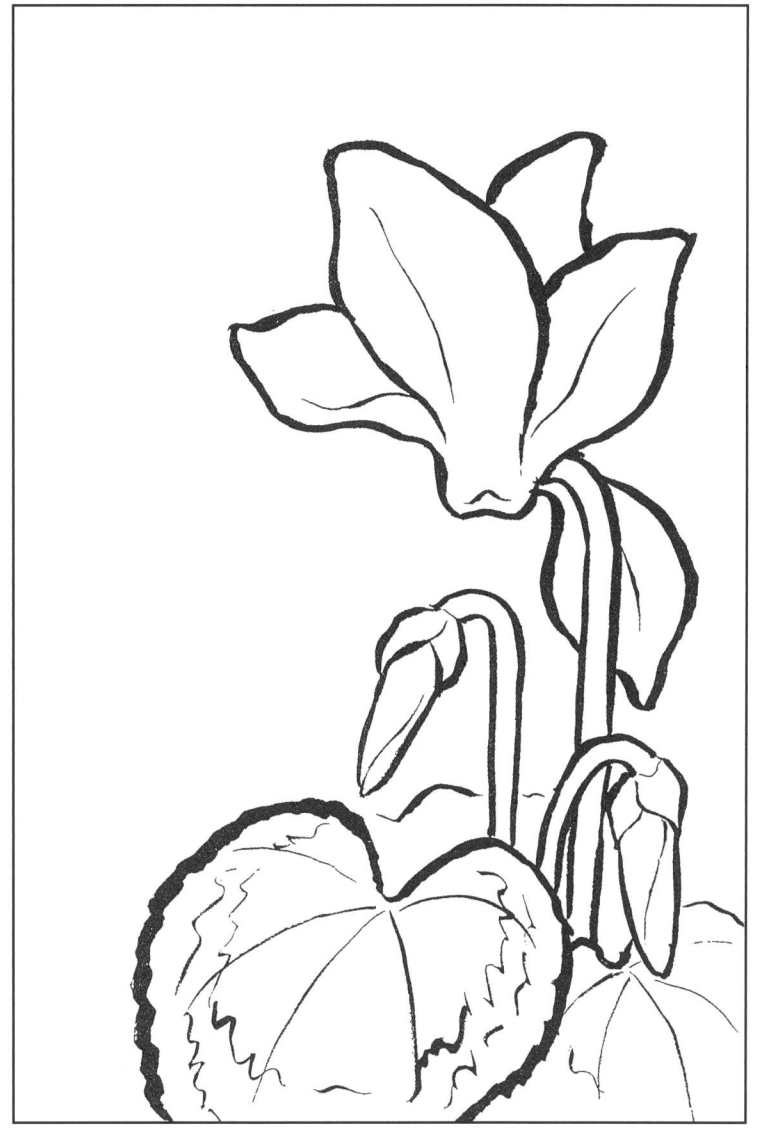

_____   년   월   일   이름   _____

시클라멘

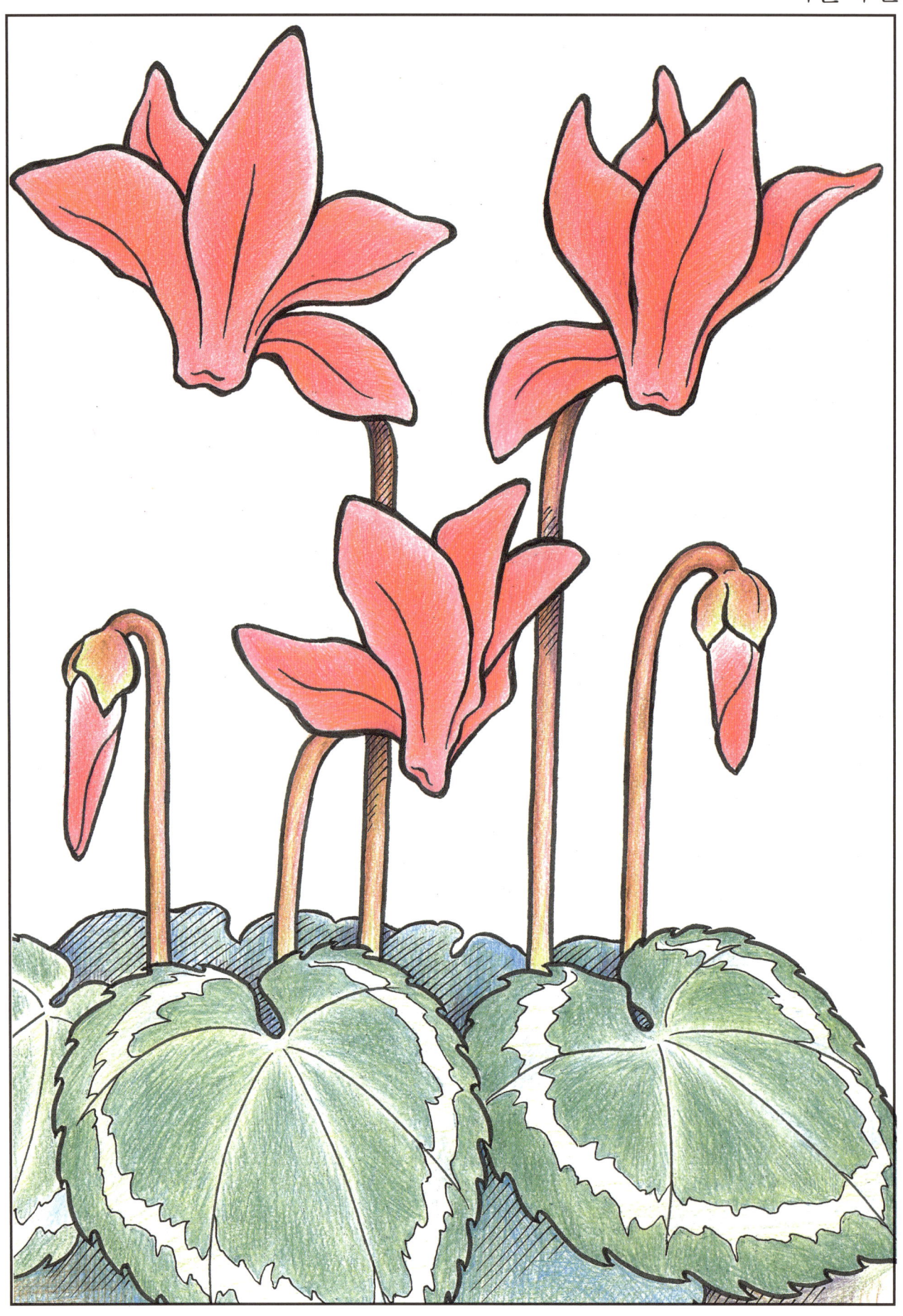

시클라멘 (엽서용)

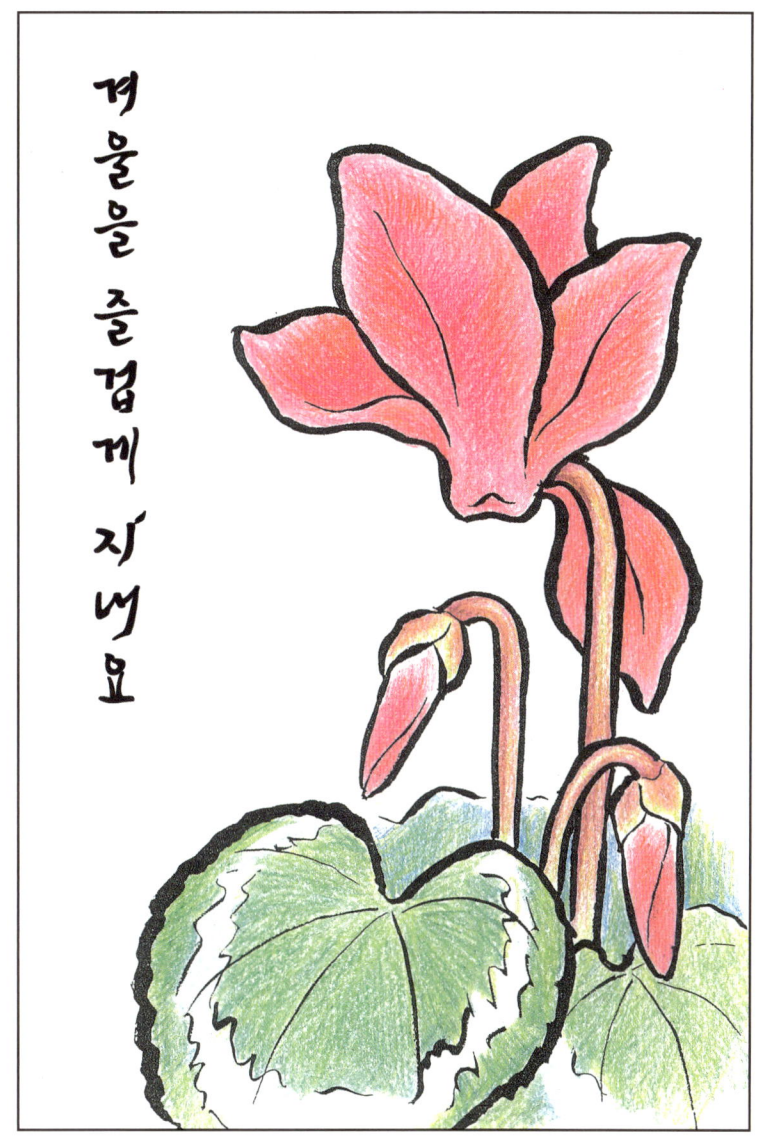

겨울을 즐겁게 지내요

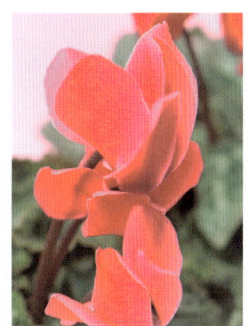

시클라멘
겨울의 대표적인 원예식물. 영하의 기온에서는 견디지 못하므로 실내에서 키워야 한다. 시클라멘(cyclamen)은 둥근 잎이 빙글빙글 돌며 떨어진다고 하여 붙여진 이름이다. cycle(회전, 순환, 자전거)에서 온 것이다.
개화 시기:11~3월

포인세티아

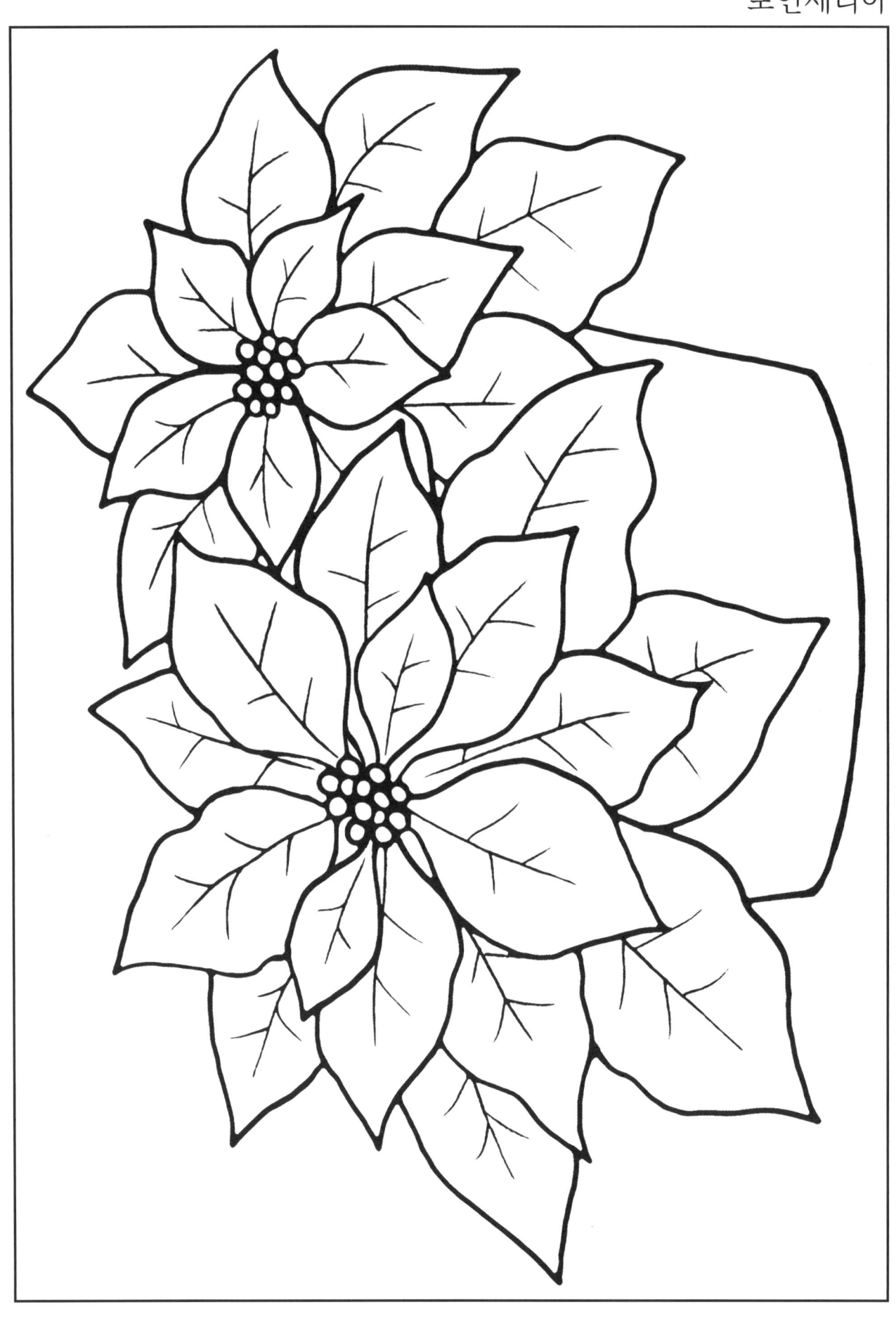

포인세티아 (엽서용)

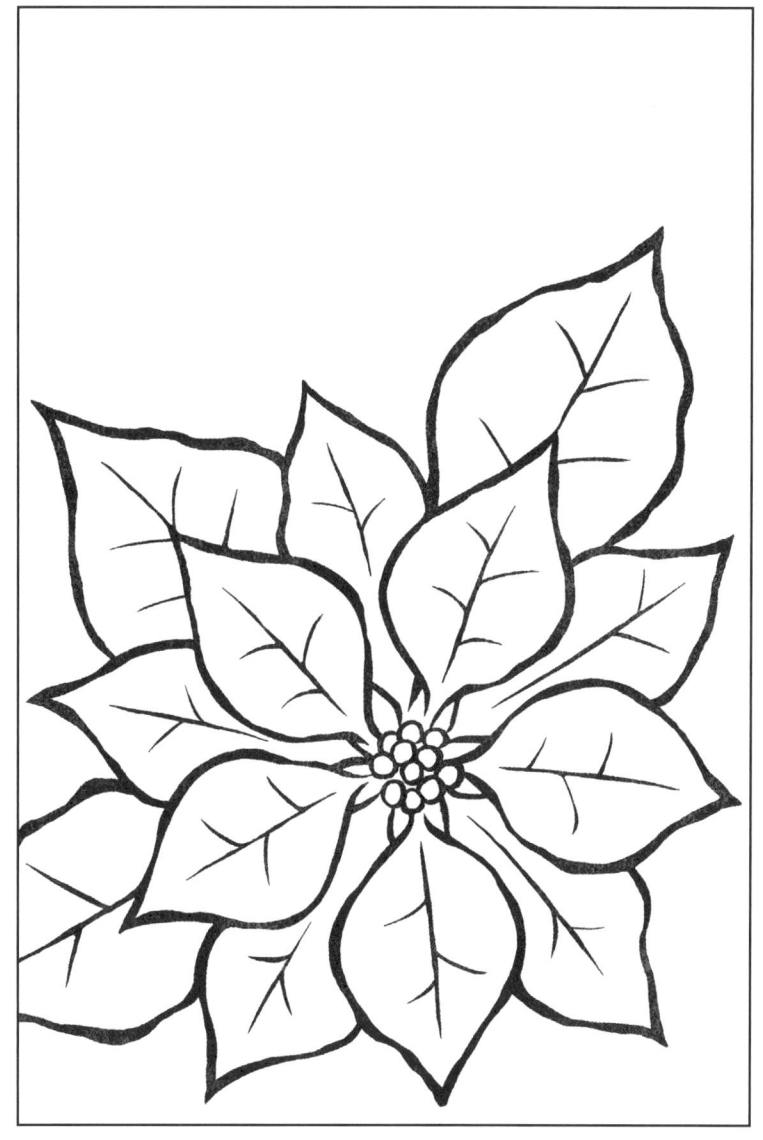

_____ 년   월   일   이름 _____

포인세티아

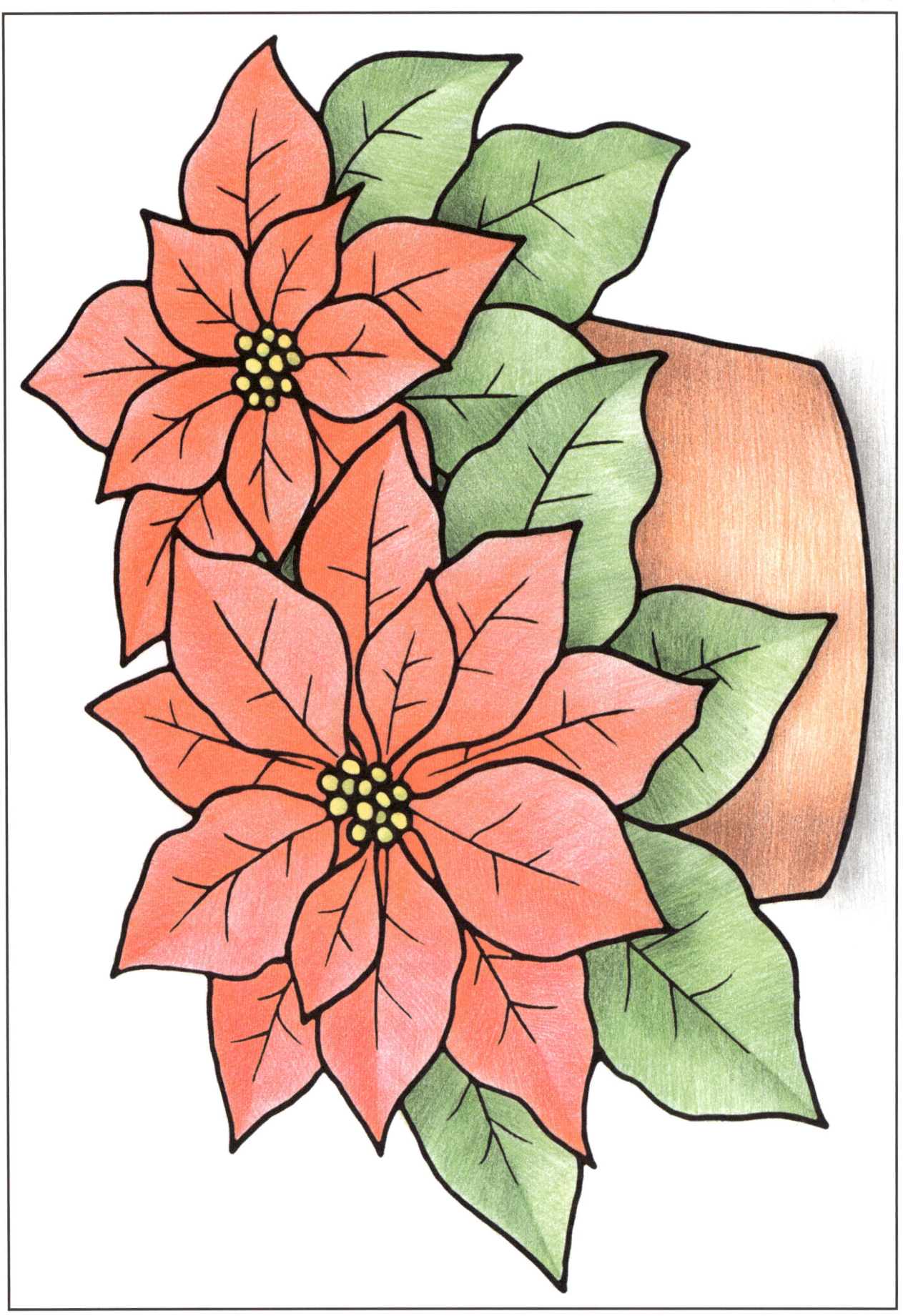

포인세티아 (엽서용)

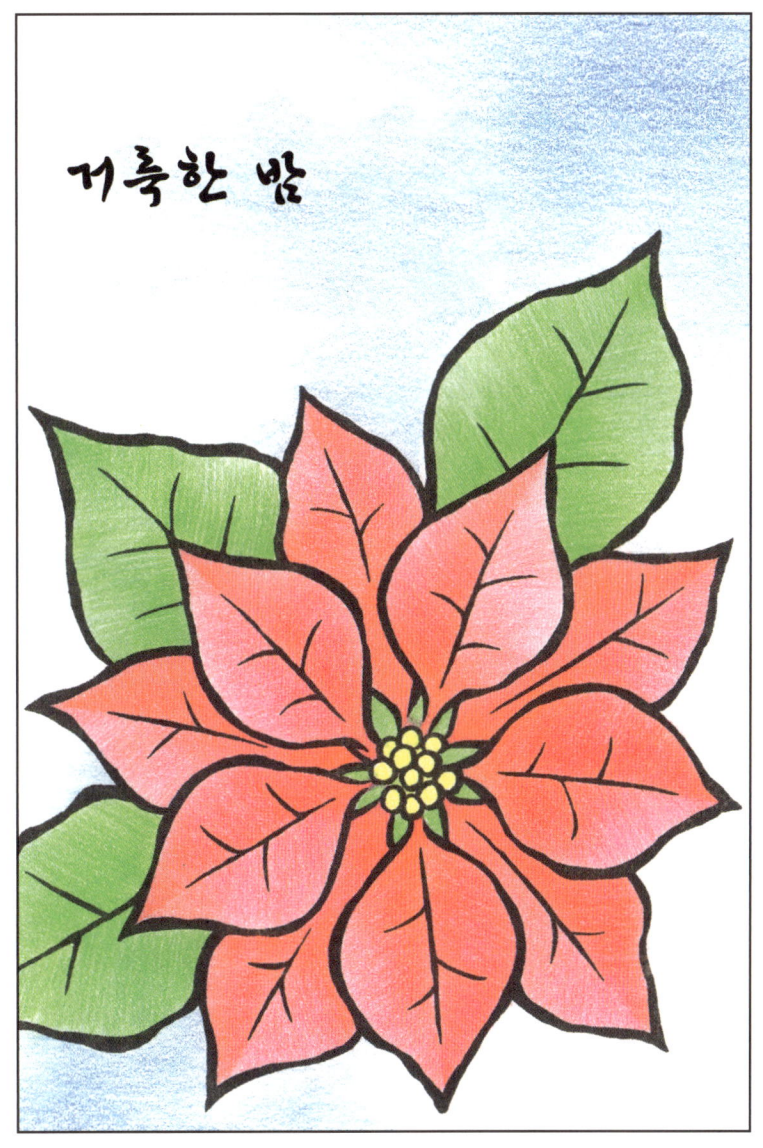

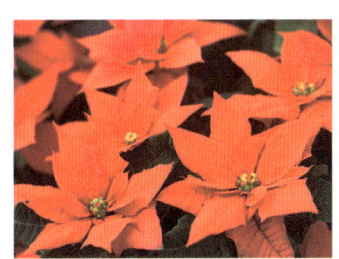

포인세티아
붉은 꽃처럼 보이는 부분이 사실은 잎이다. 온실에서 재배하며 서구에서는 크리스마스 때 장식용으로 사용된다. 원산지는 멕시코인데 조엘 포인세트라는 미국인의 이름을 따서 명명되었다.
개화 시기:12월

크리스마스로즈

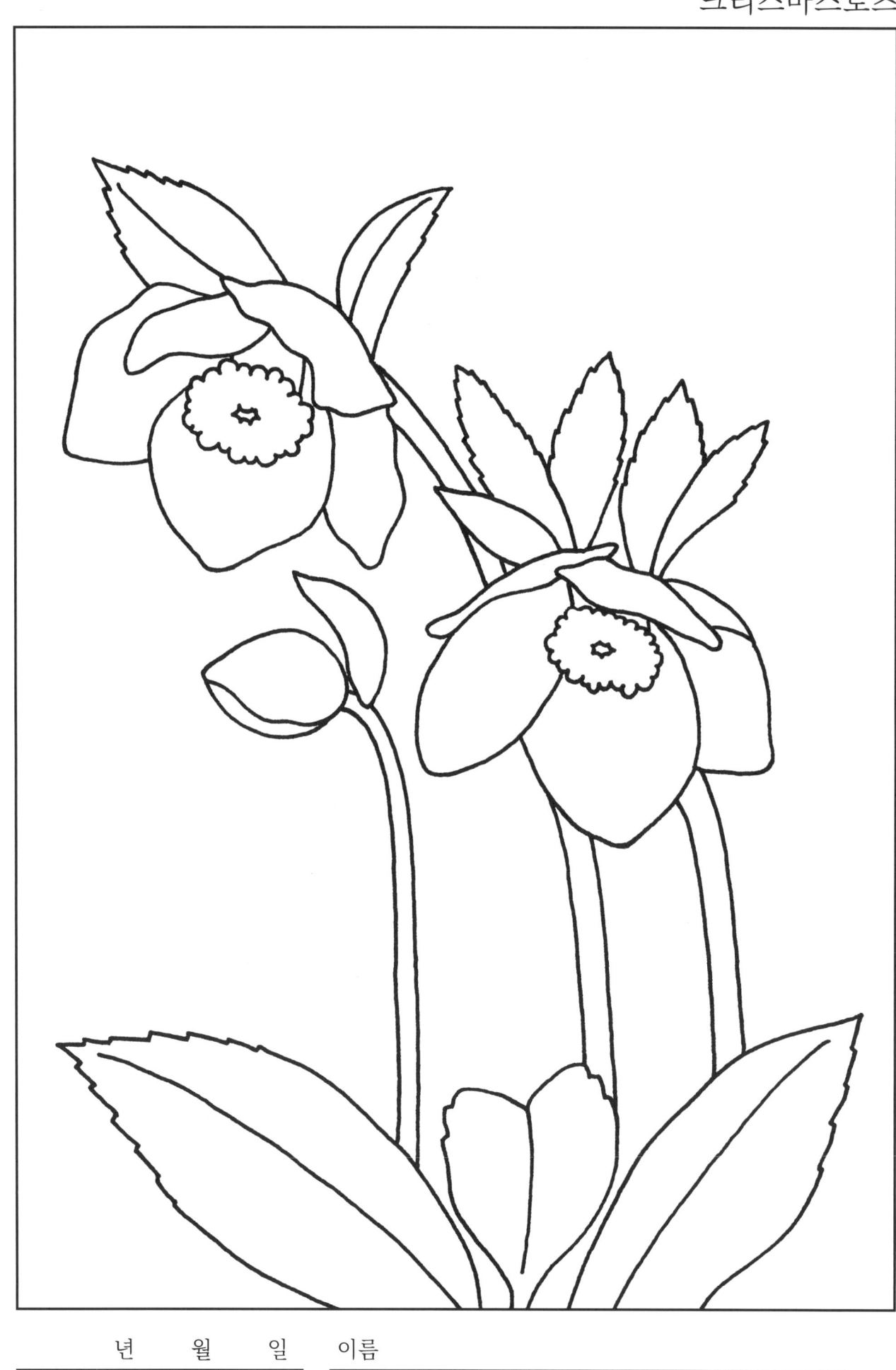

년   월   일   이름

크리스마스로즈 (엽서용)

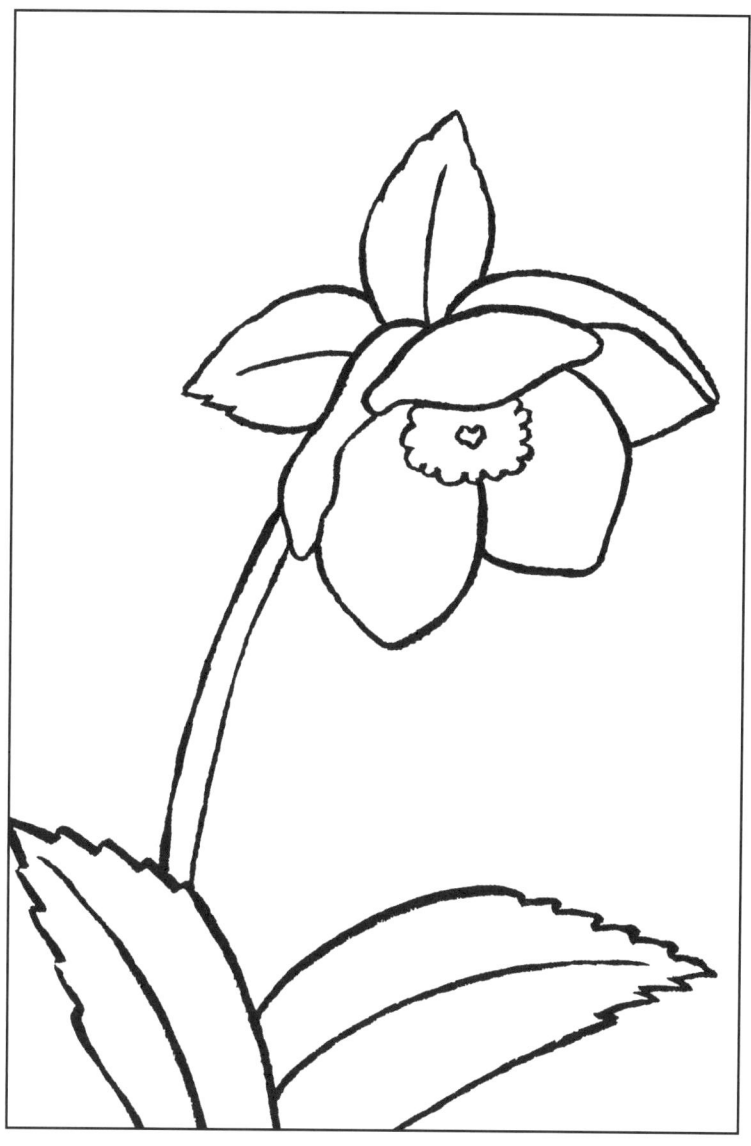

_____ 년 월 일 이름 _____

크리스마스로즈

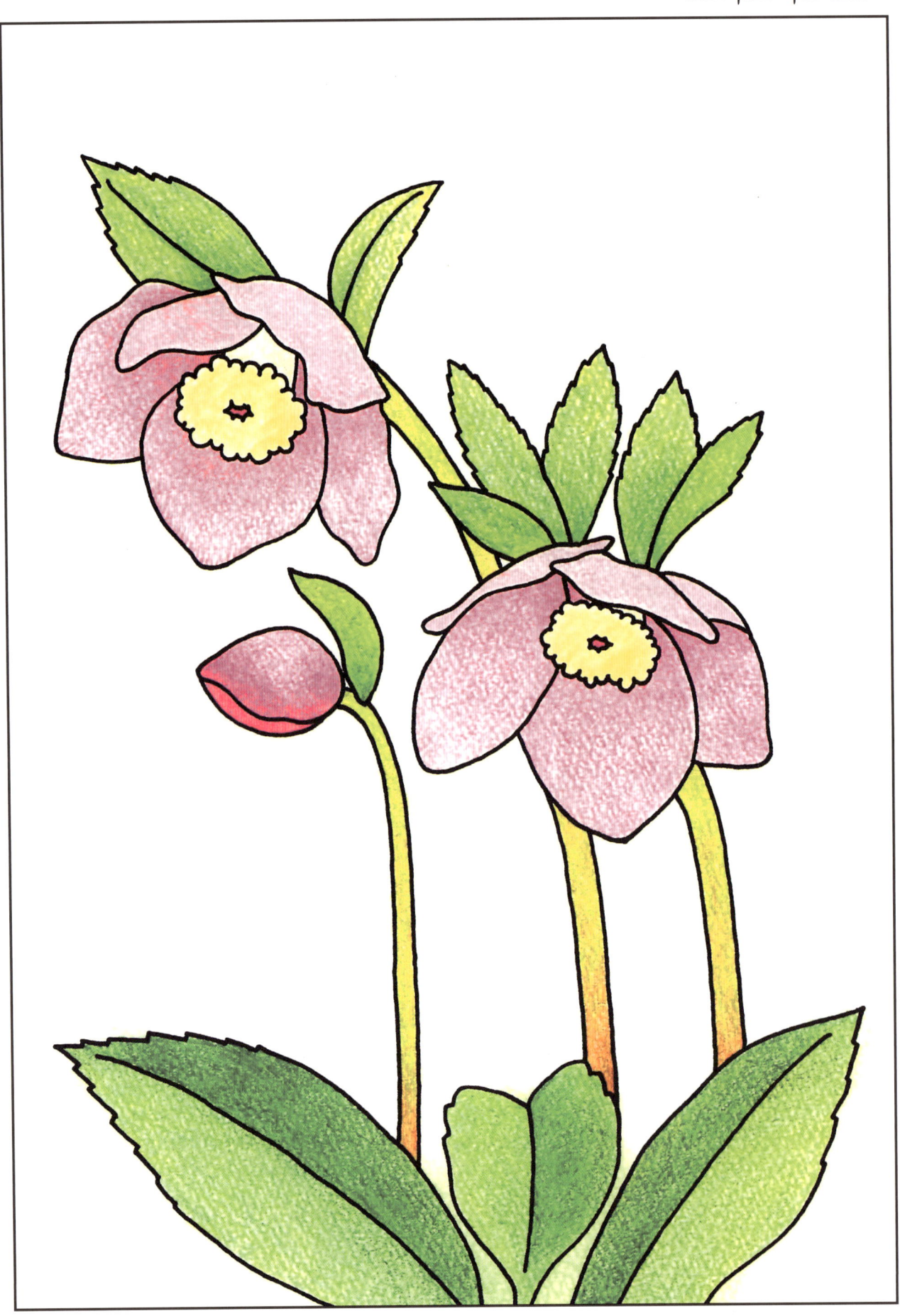

크리스마스로즈 (엽서용)

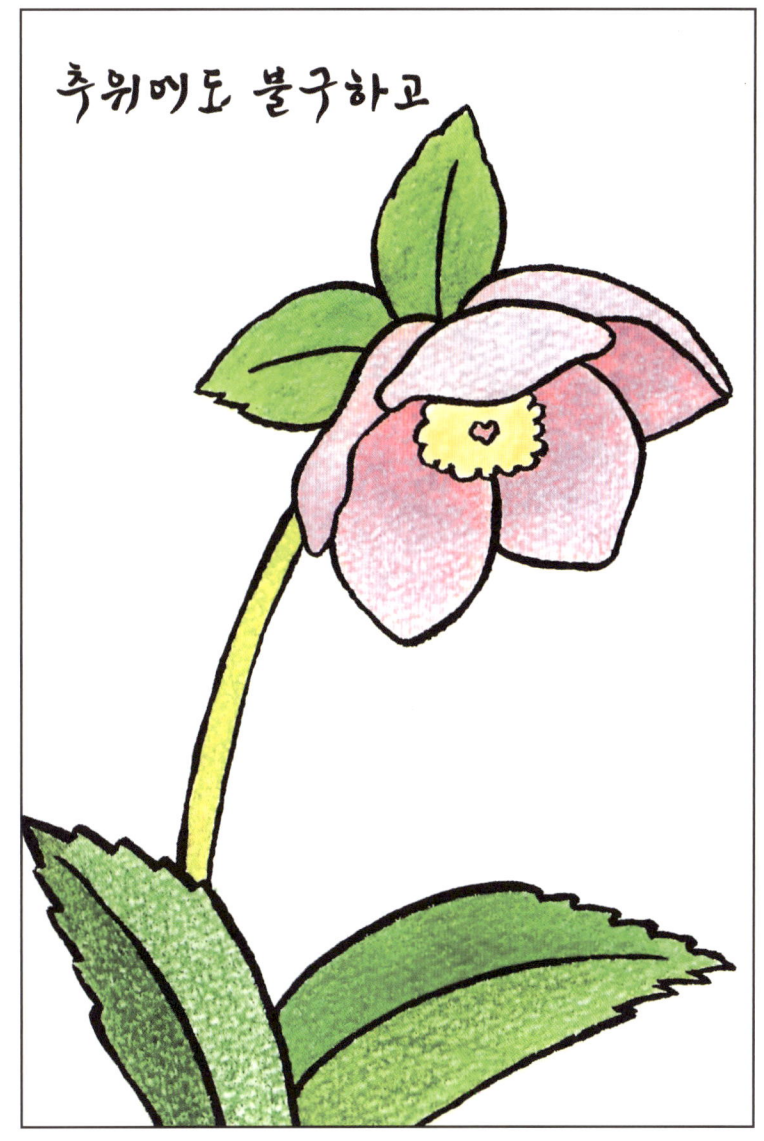

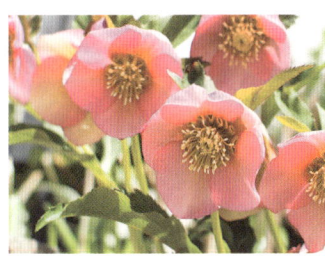

크리스마스로즈
크리스마스 시기에 피는, 장미와 비슷한 꽃이란 의미로 이름이 지어졌다. 꽃이 고개를 숙이고 있는 것이 특징이다. 추위에 강하고 더위에 약하다.
개화 시기: 12~2월

동백

년　월　일　이름

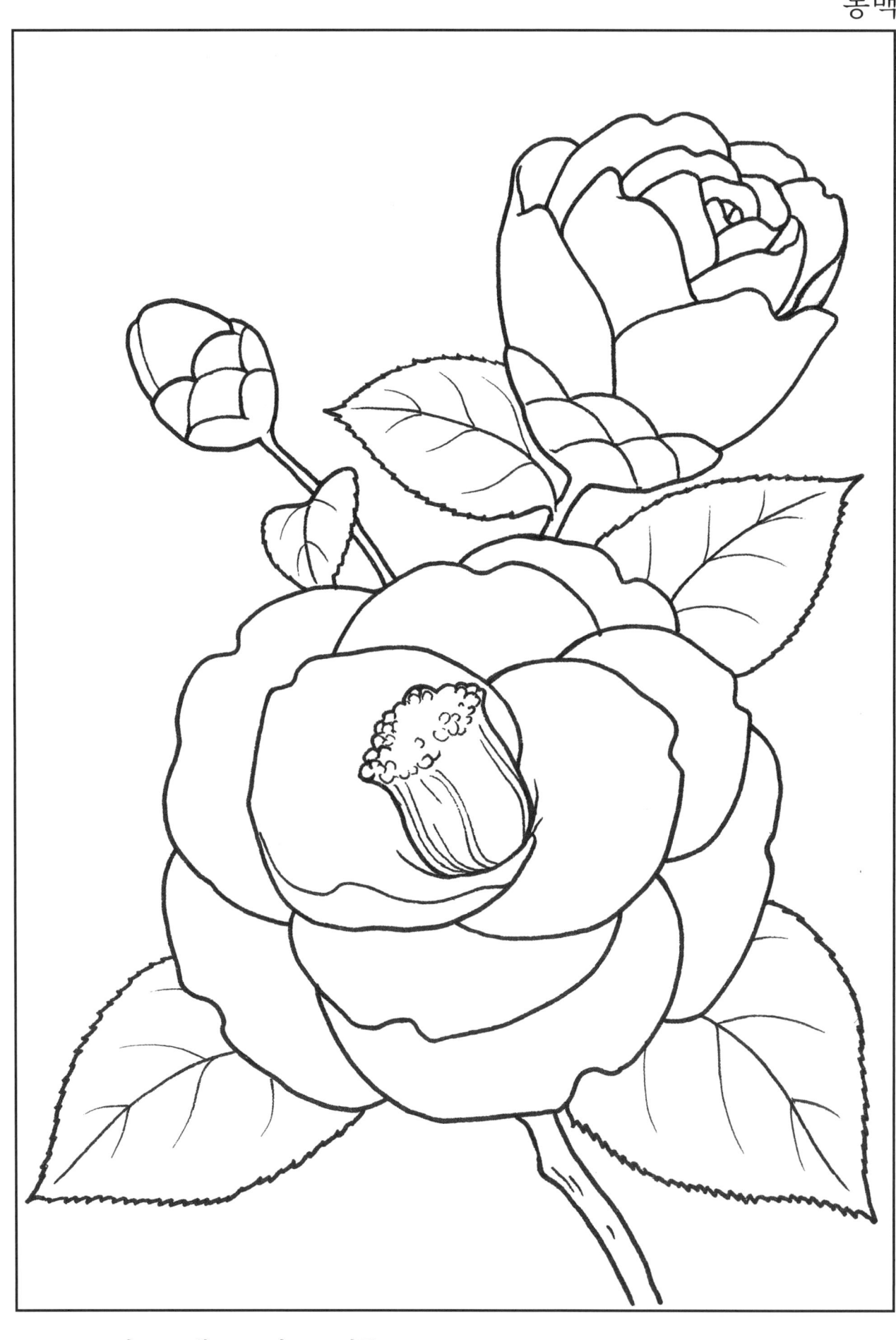

동백 (엽서용)

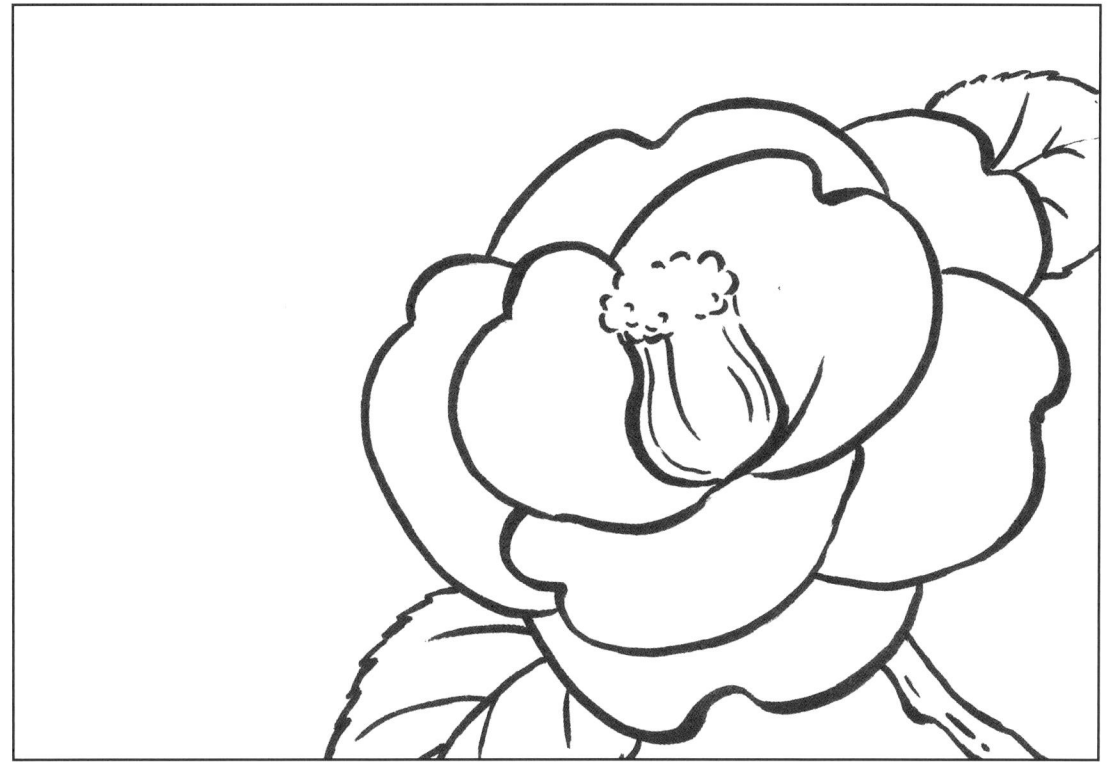

　　　　　년　월　일　　이름

동백

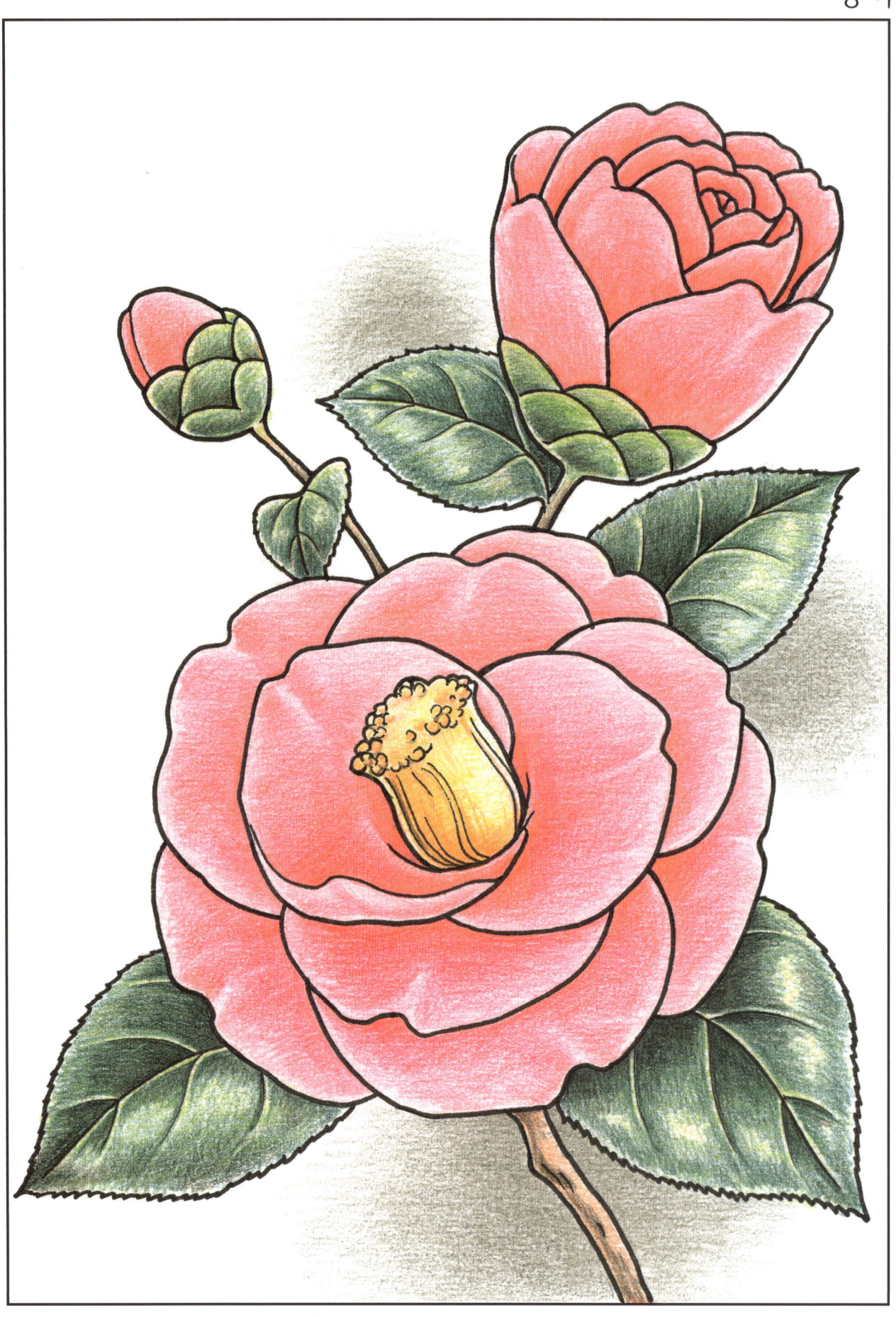

동백 (엽서용)

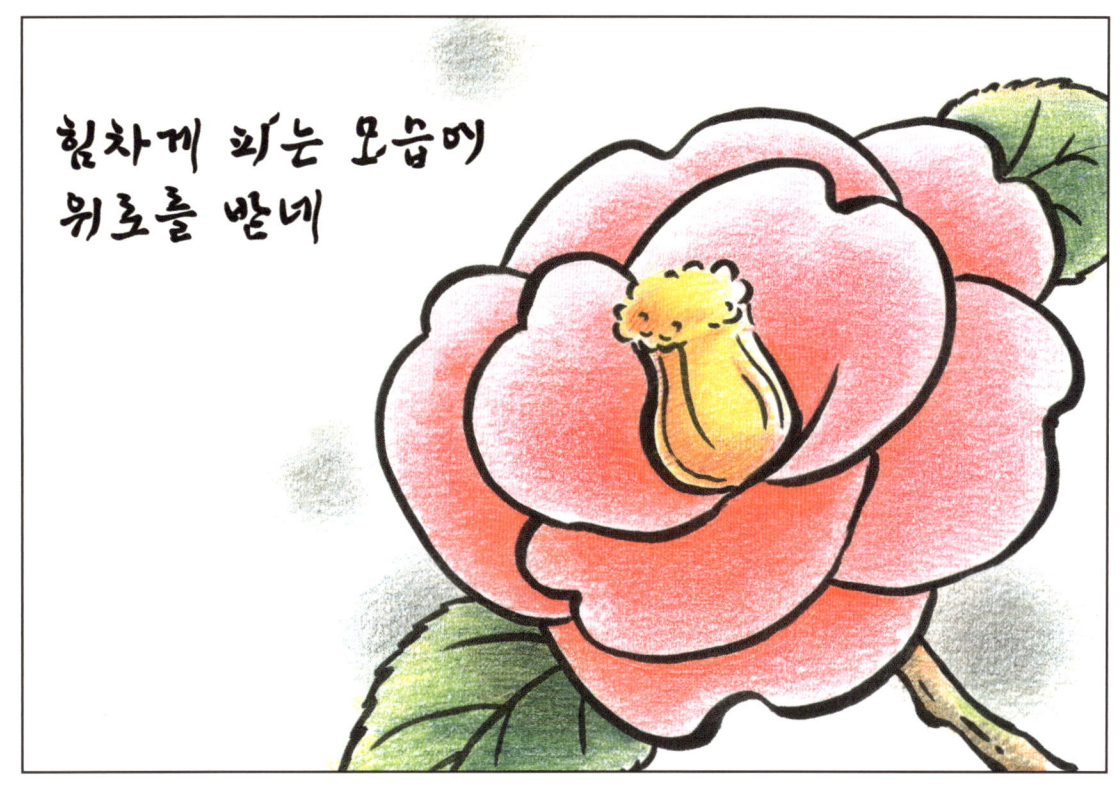

힘차게 피는 모습에
위로를 받네

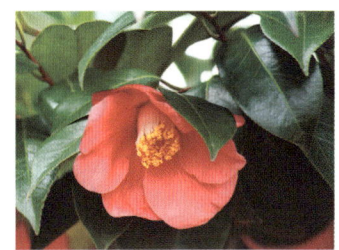

동백
한자로는 冬柏(동백)이라 쓴다. 우리나라에선 남부지방과 제주에서 서식하며 전남 여수 오동도가 유명하다. 바다 근처에 자생하는 상록활엽 소교목이다. 씨앗으로 기름을 짜낸다.
개화 시기: 12~3월

동모란

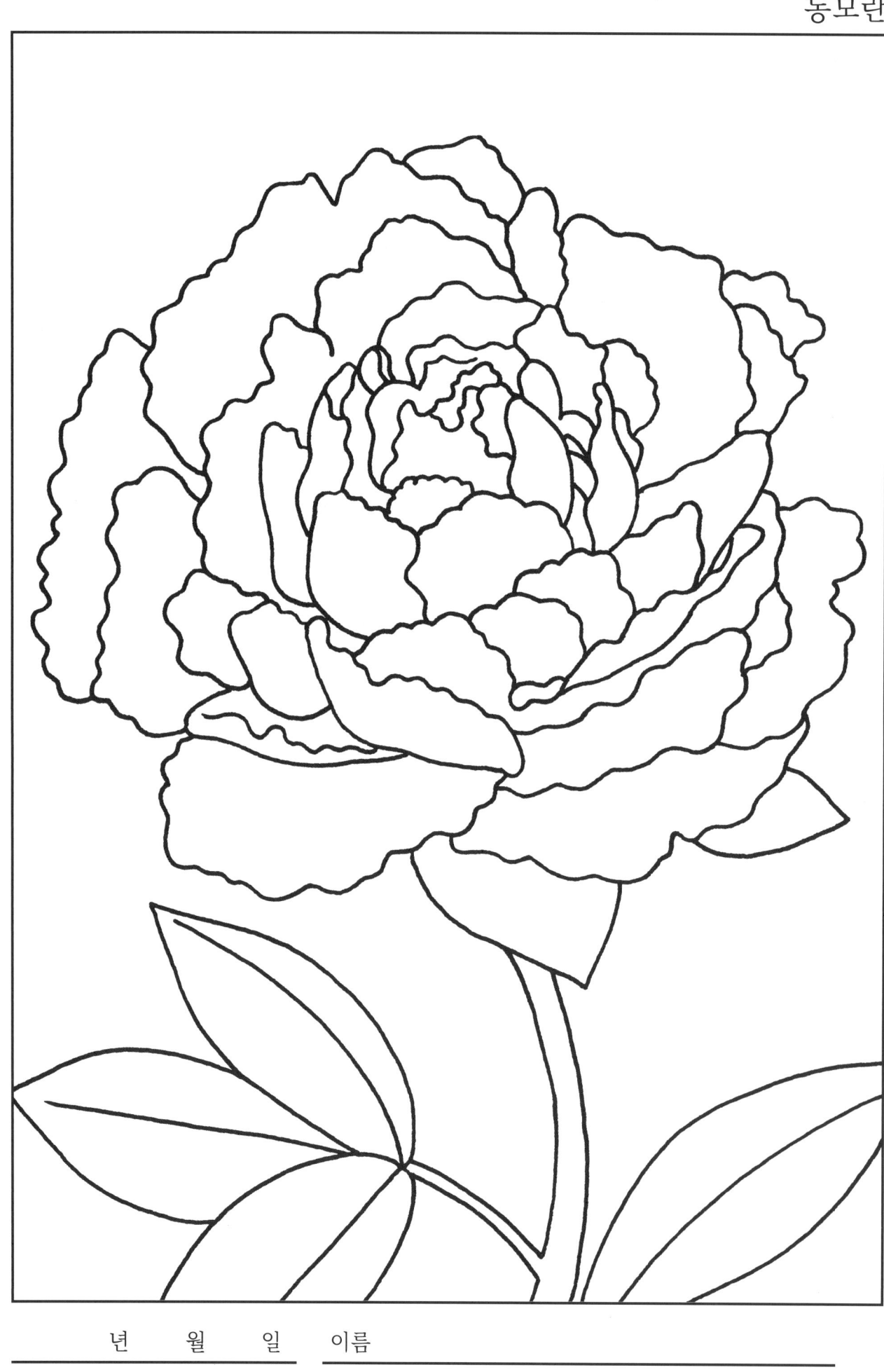

동모란 (엽서용)

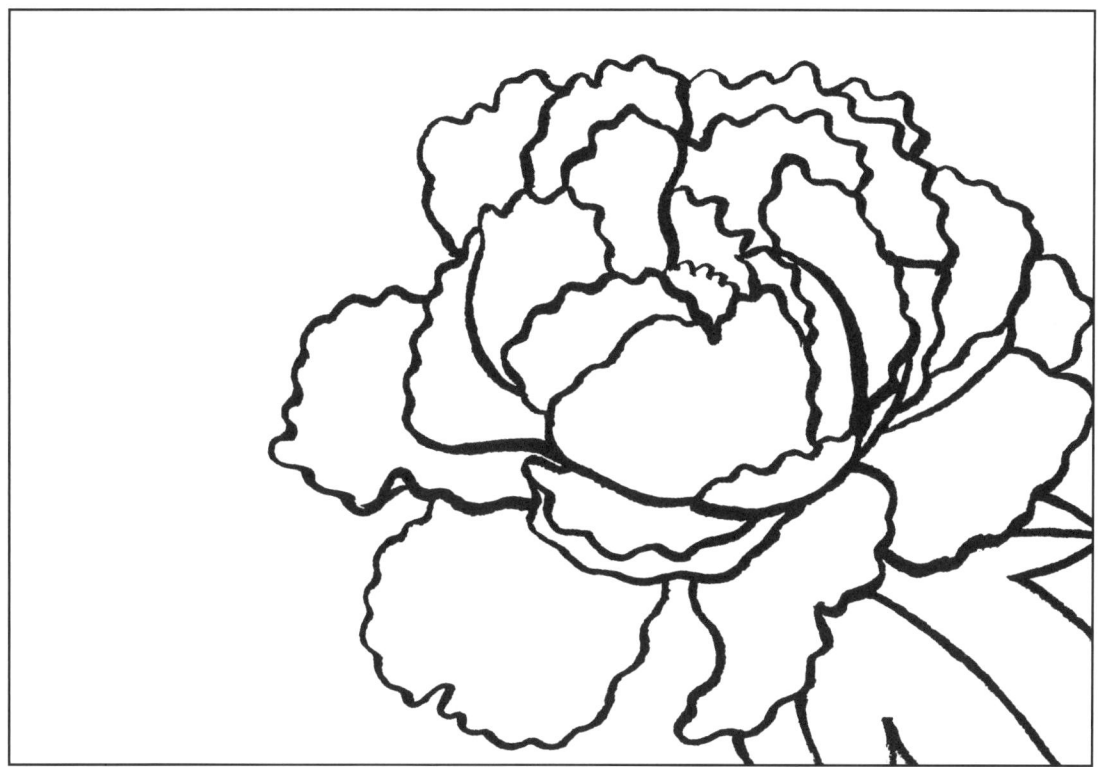

년   월   일   이름

동모란

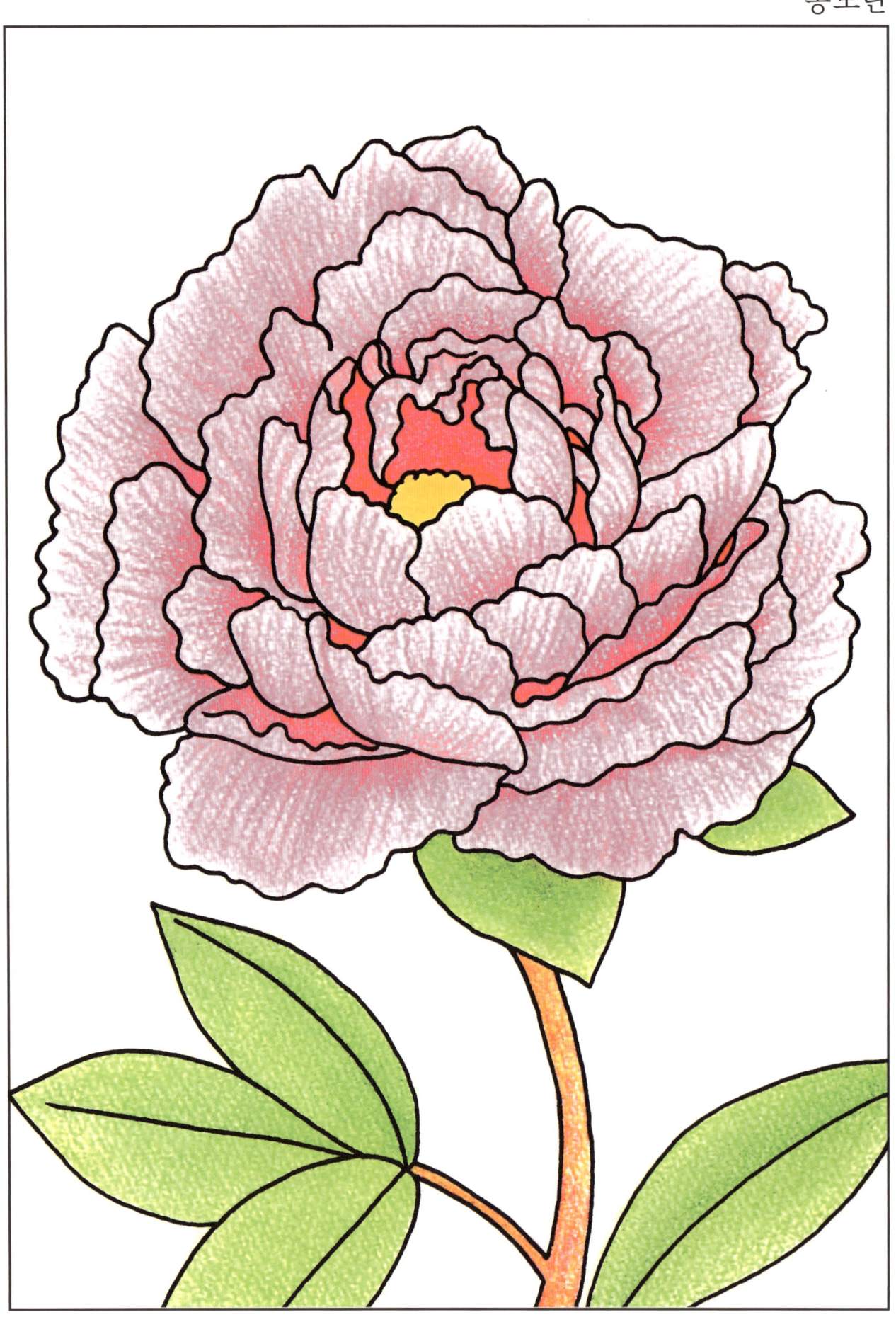

동모란 (엽서용)

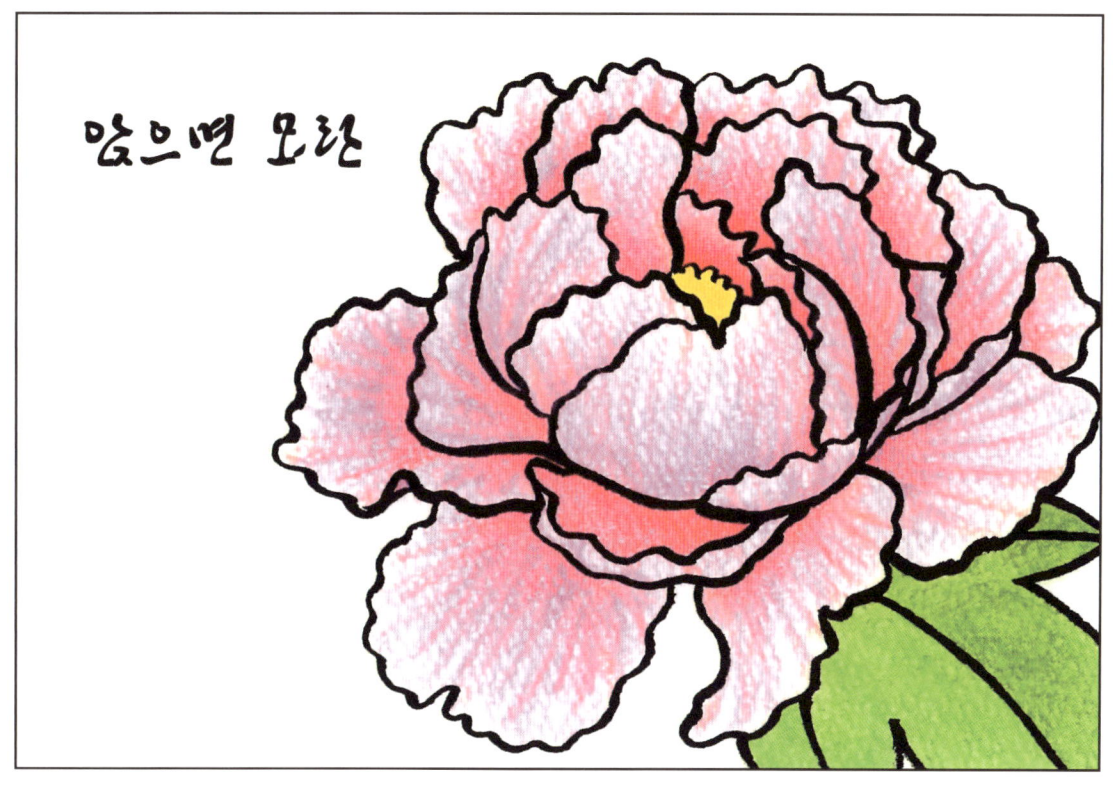

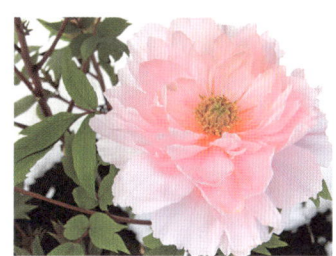

동모란
겨울동(冬)자를 써서 겨울에 피는 모란이
란 뜻이다. 추위를 막아주면서 키워 겨울에
개화시킨 것으로 한모란이라고도 부른다.
모란은 꽃 중의 왕이라는 별명이 있다.
개화 시기: 1~2월

백량금

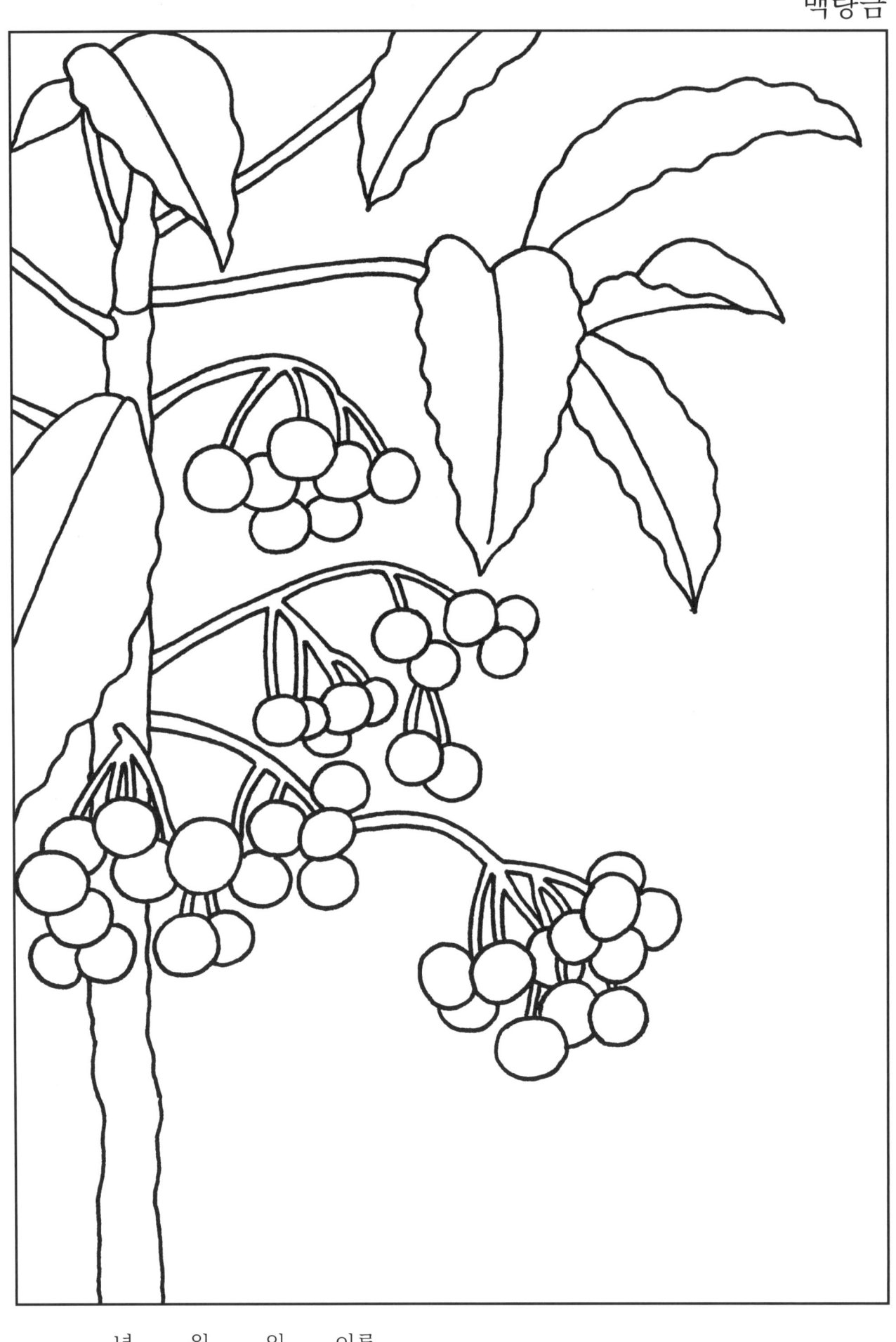

백량금 (엽서용)

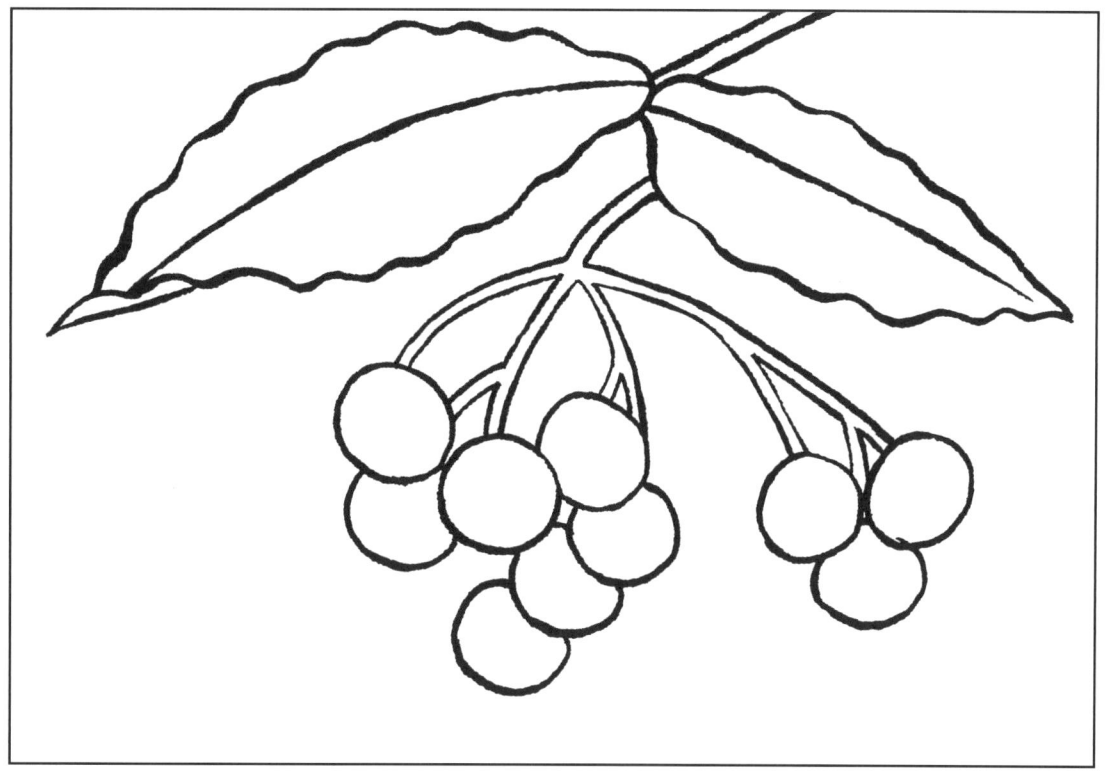

년   월   일   이름

백량금

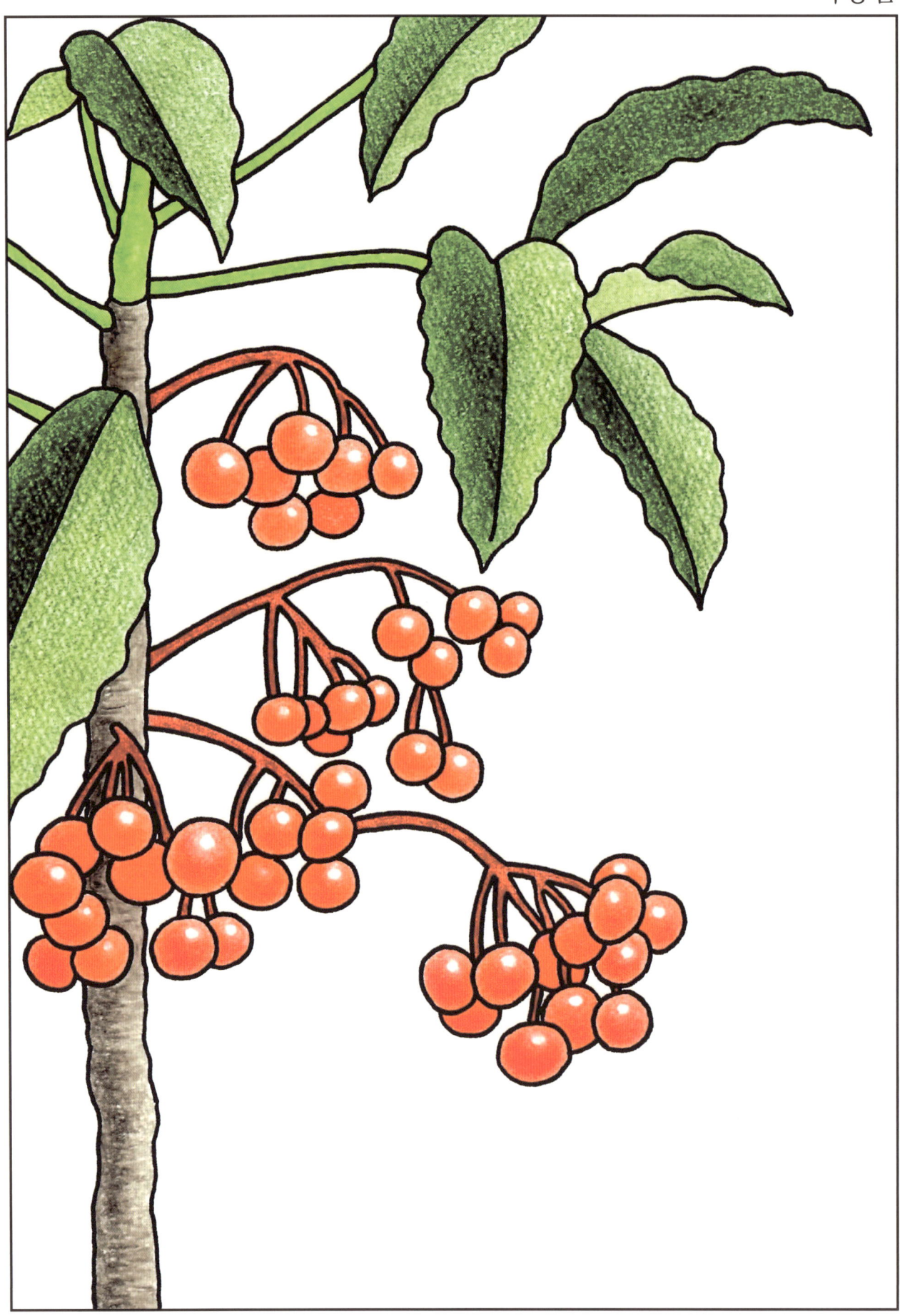

백량금 (엽서용)

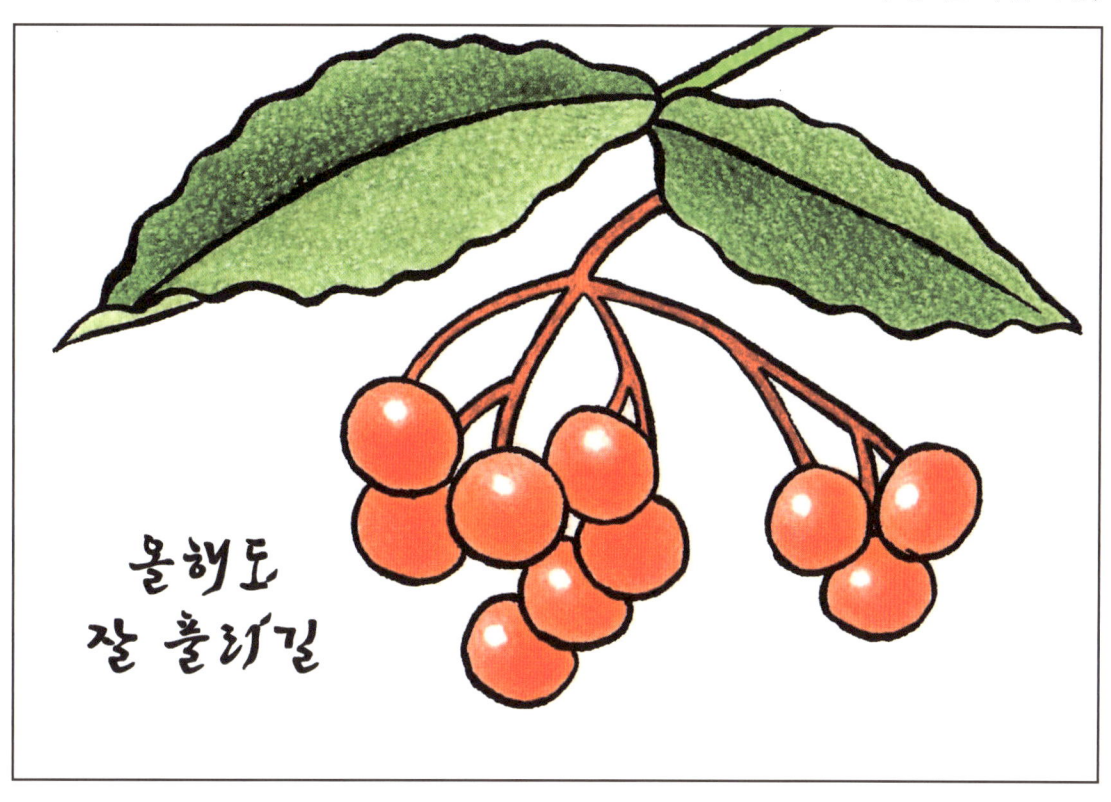

올해도
잘 풀리길

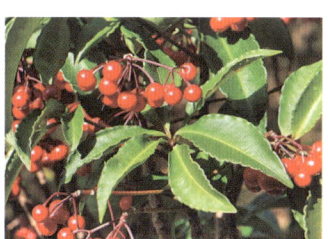

백량금(百兩金)
백냥이나 되는 돈이란 뜻으로, 중국 명칭을 그대로 받아들인 것이다. 일본에선 만량(萬兩)이라 부른다. 식물 이름에 돈 액수를 붙인 걸 보면, 이를 가지면 금전운이 올라갈 것 같은 기분이 든다. 잎새 아래 드리우듯 붉은 열매가 맺히는 것이 특징이다.
개화 시기:11월

가을·겨울 꽃 편

수선화

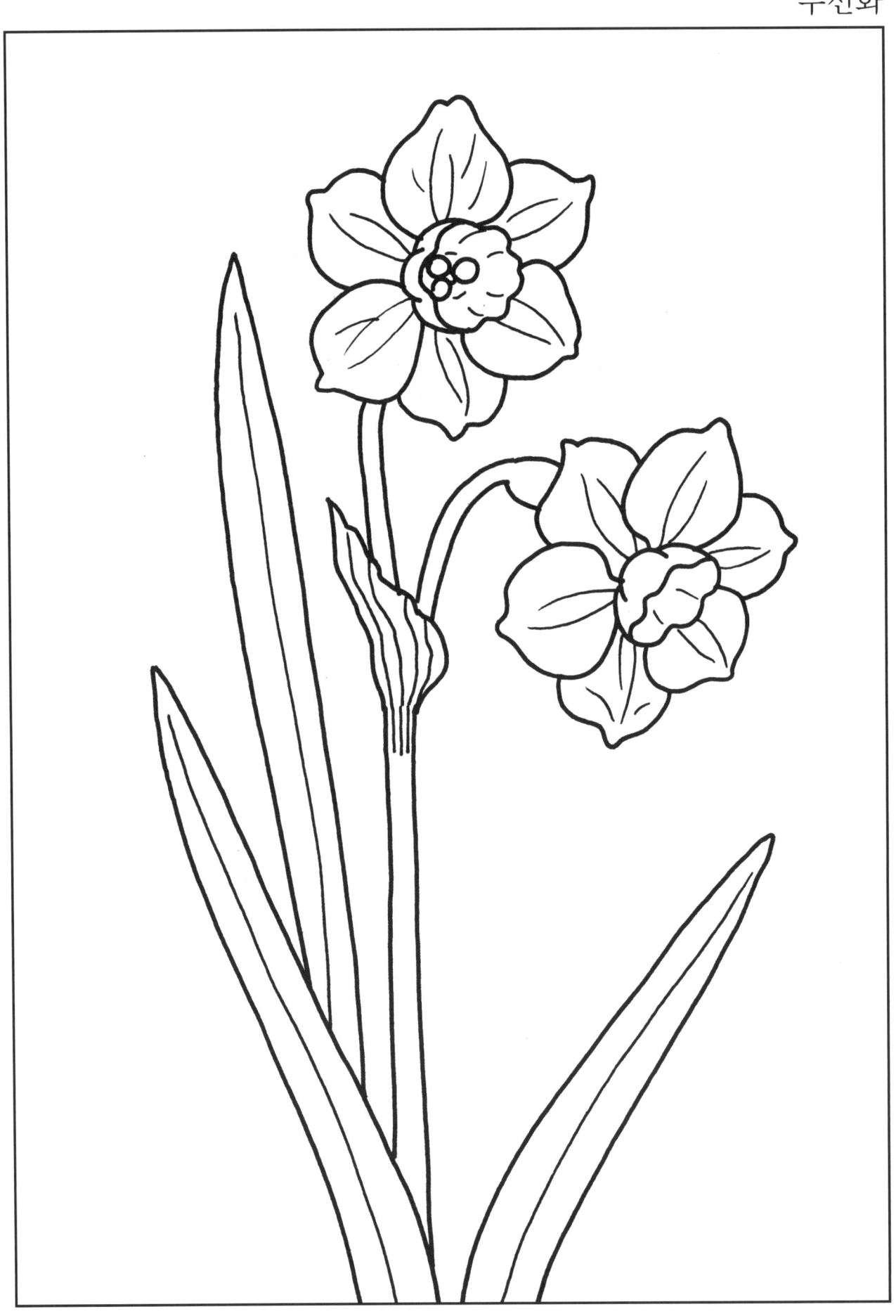

년   월   일   이름

수선화 (엽서용)

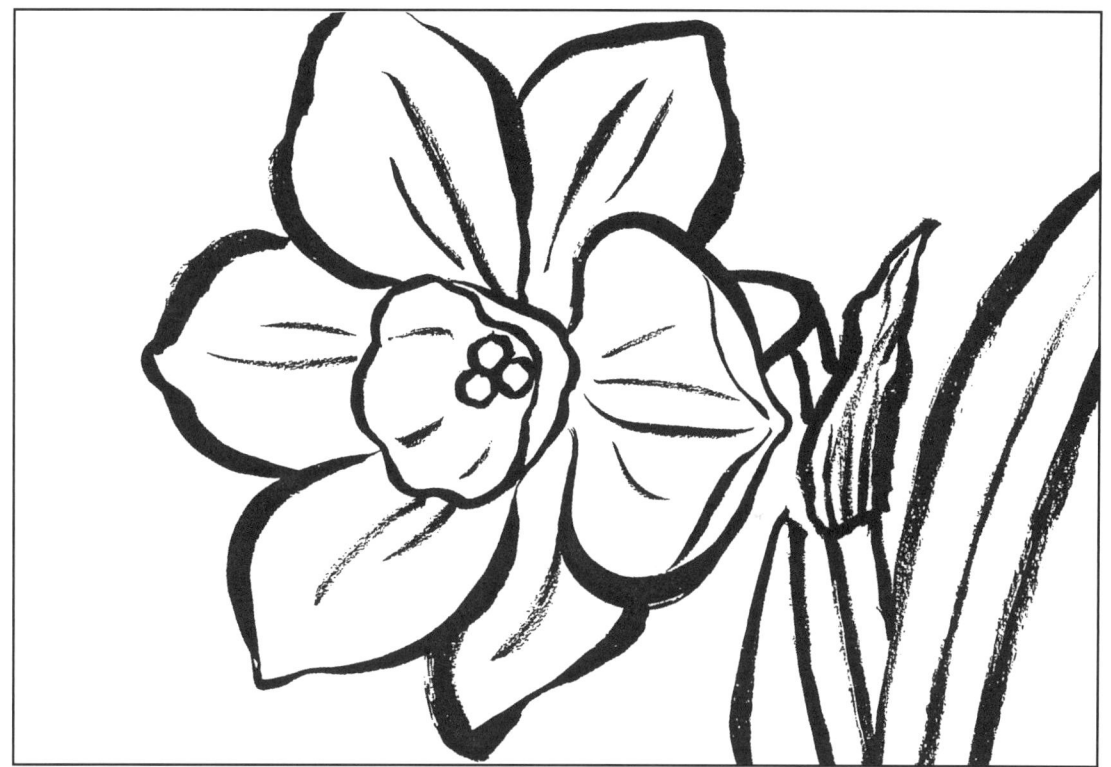

_____ 년   월   일   이름 _____

수선화

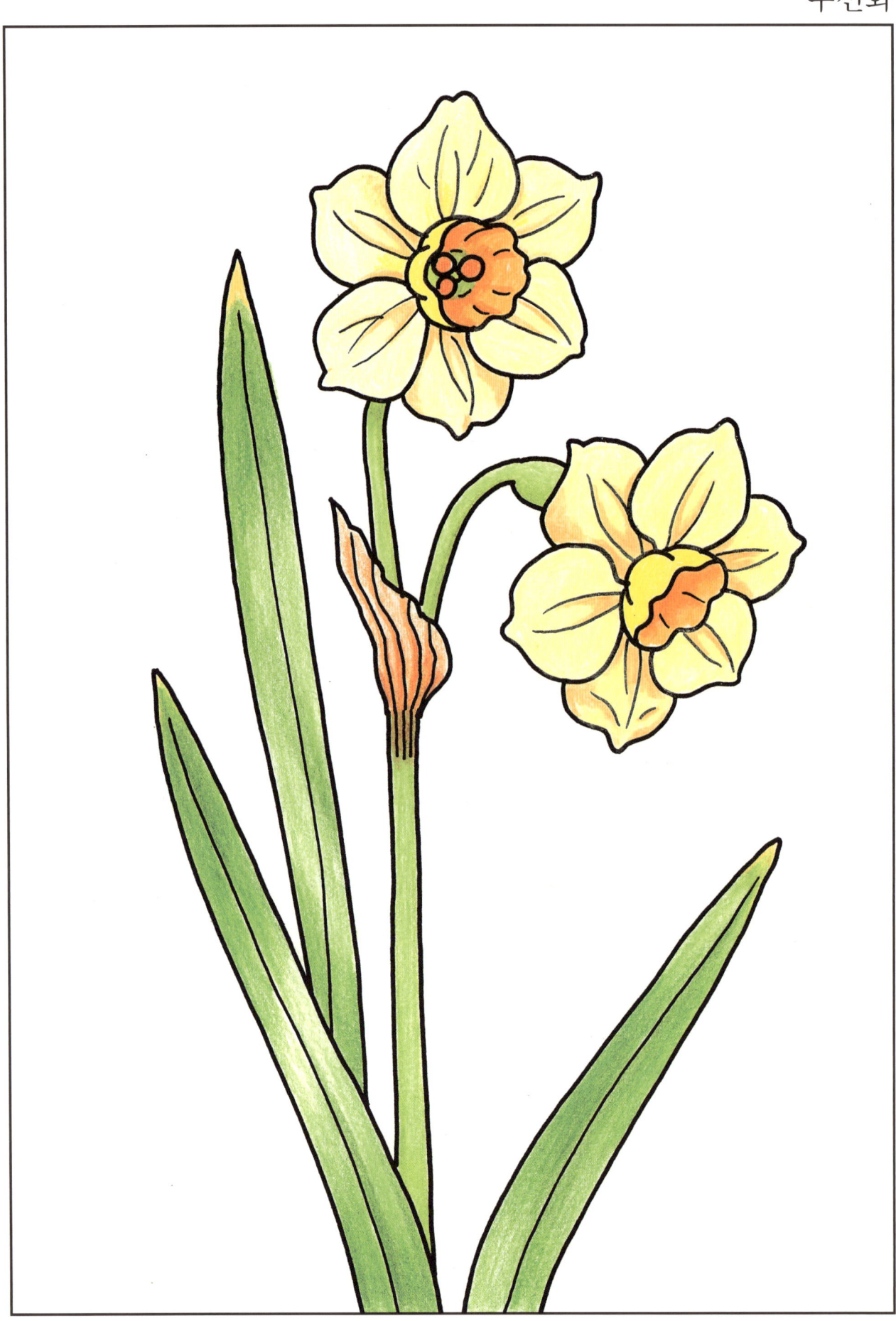

수선화 (엽서용)

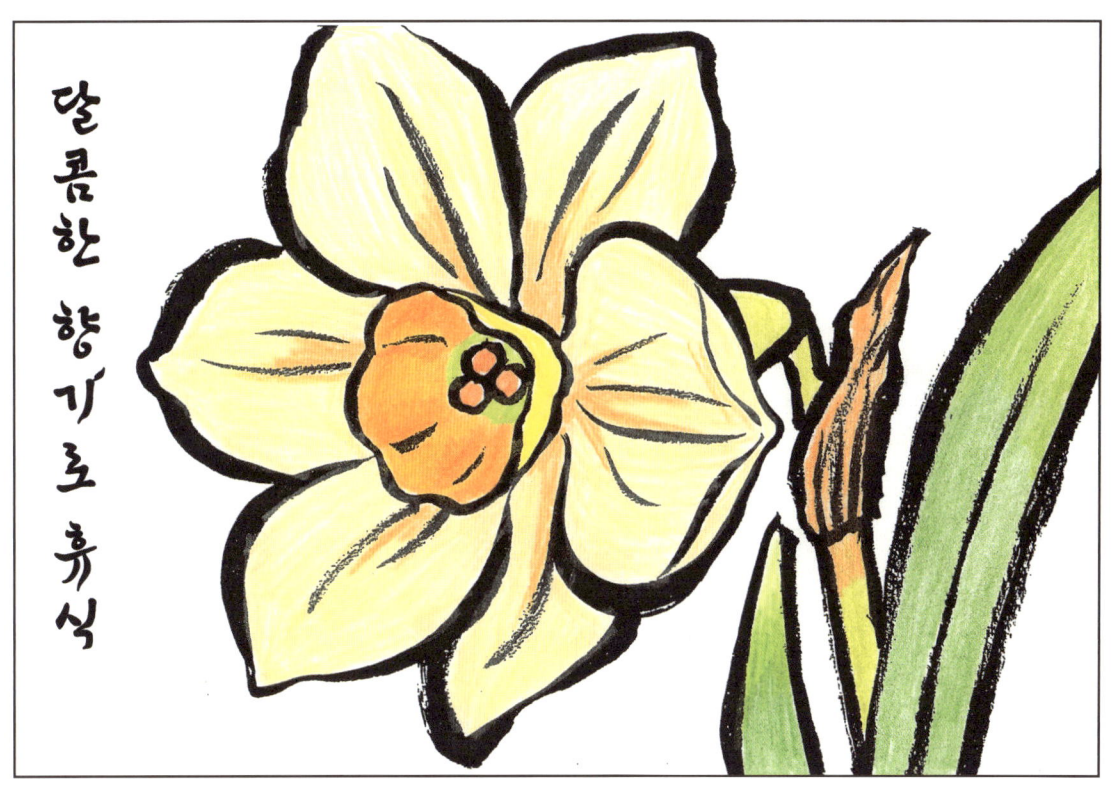

달콤한 향기로 휴식

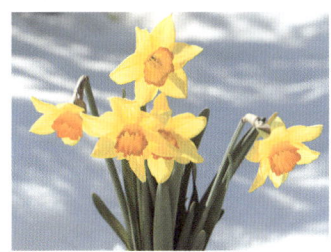

수선화
꽃이 드문 한겨울에 피는 귀중한 꽃이다. 눈속에서도 핀다는 의미로 설중화(雪中花)라는 별명도 있다. 달콤한 향기를 뿜어내므로 방향 효과가 강하다.
개화 시기:12~3월

복수초

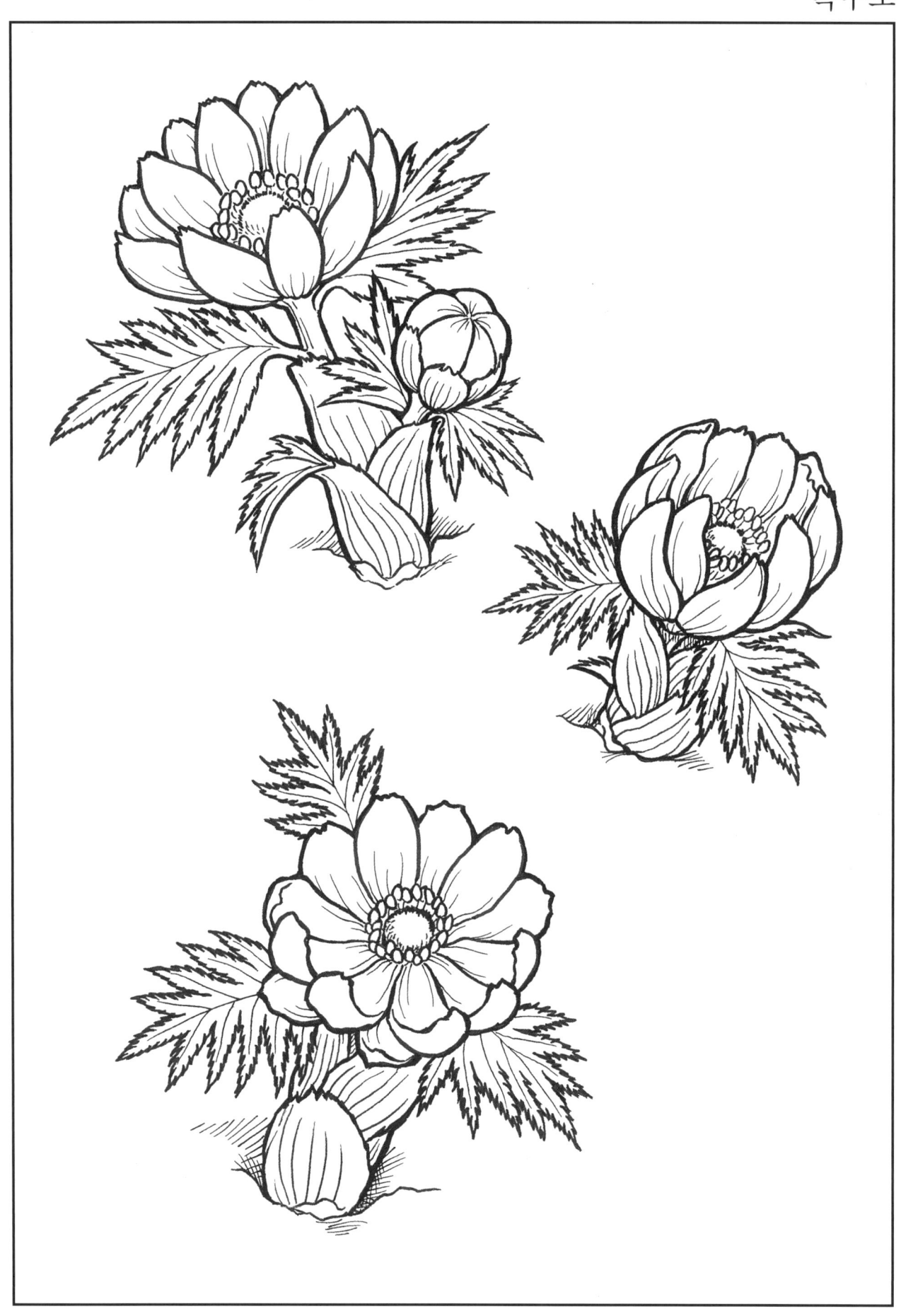

년 월 일   이름

복수초 (엽서용)

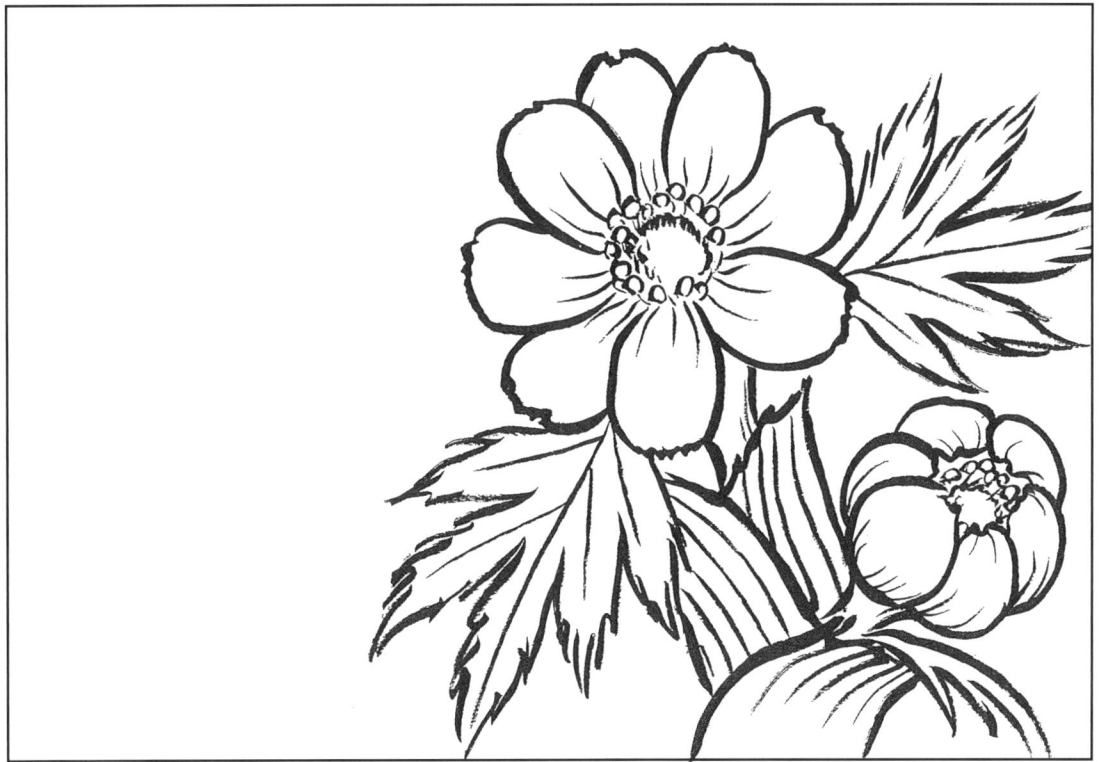

년   월   일   이름

가을·겨울 꽃 편   61

복수초

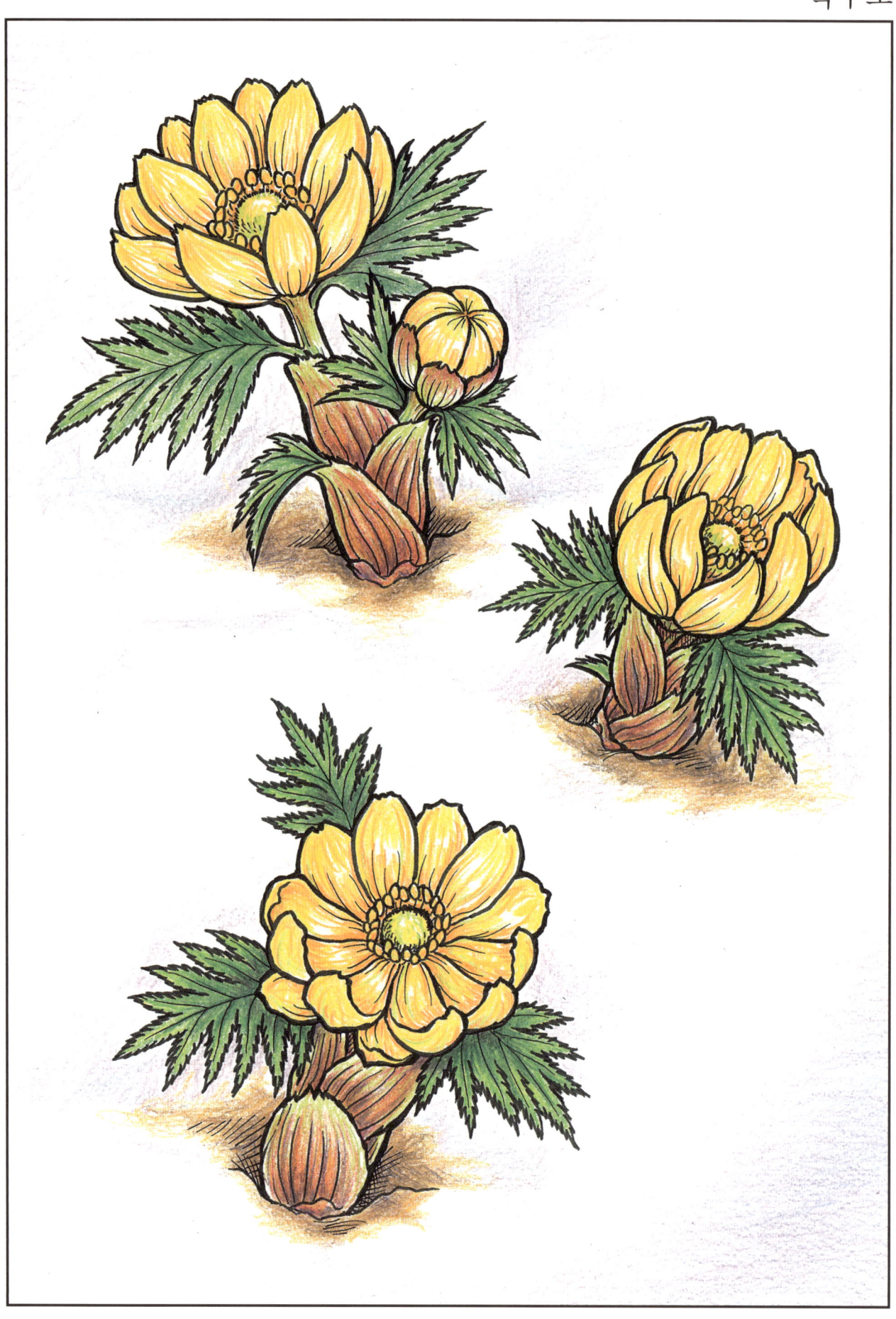

복수초 (엽서용)

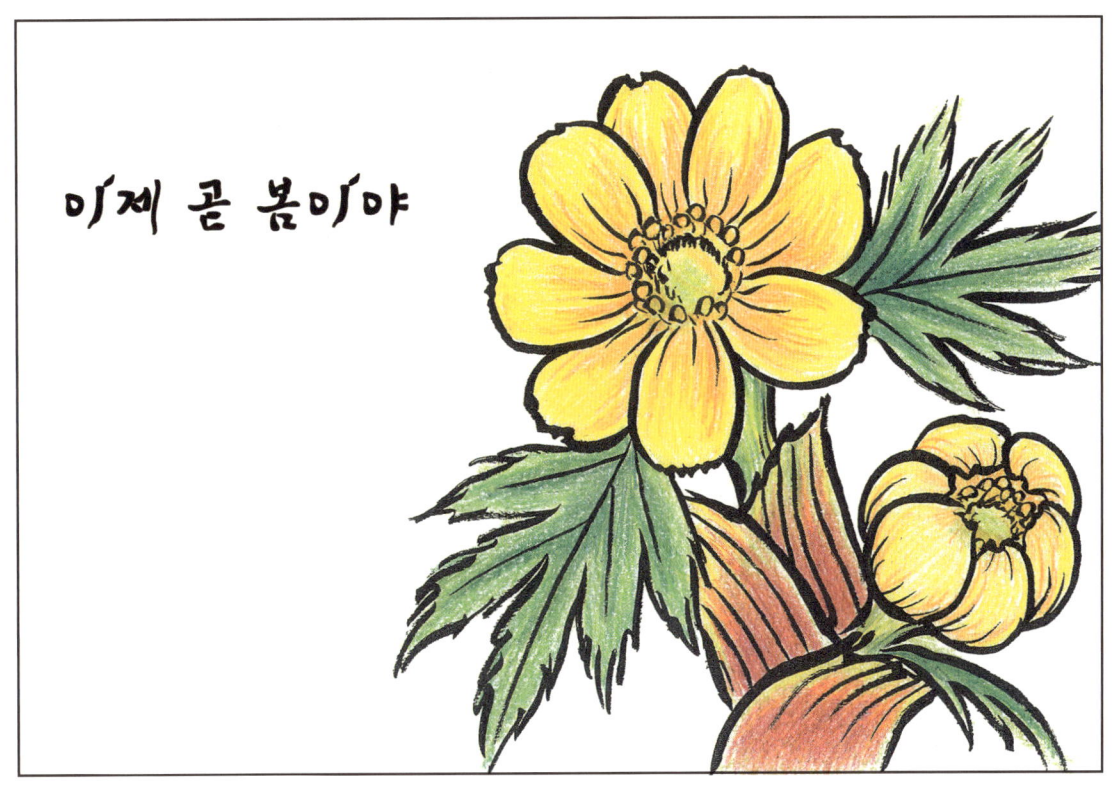

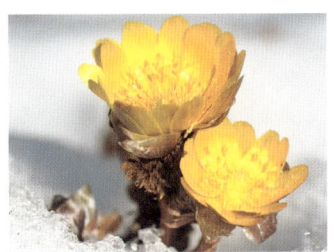

복수초(福壽草)
복수는 복과 장수를 뜻한다. 추위에 아주
강하여 얼어붙은 땅에서도 꽃을 피운다.
눈밭에서 핀 노란 꽃은 우리에게 기쁨을
준다. 줄기와 뿌리가 약재로서 심장 강화,
이뇨작용을 한다.
개화 시기:2~4월

그림엽서를 마음대로 그려보세요!

↓엽서 크기입니다.

모티브는 일상생활 안에 있습니다

· 계절을 알리는 꽃이나 새
· 행사에 관련된 풍물시
· 식탁의 풍경
· 여행의 추억 ……

주변의 사물에 눈을 돌려 마음이 가는 곳에서 그림엽서 세상이 시작됩니다. 감사하는 마음이나 기쁜 소식, 격려하는 마음, 일상적인 일들, 그림으로 말과 그때의 기분을 더해서 보내 보세요.

이 책에서 소개한 그림엽서입니다

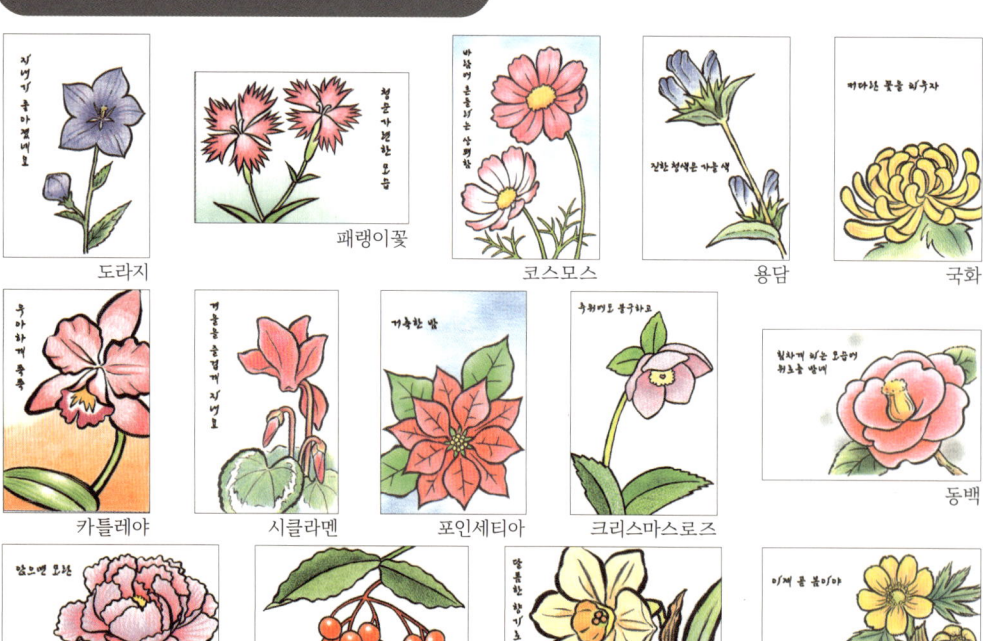

도라지 / 패랭이꽃 / 코스모스 / 용담 / 국화
카틀레야 / 시클라멘 / 포인세티아 / 크리스마스로즈 / 동백
동모란 / 백량금 / 수선화 / 복수초

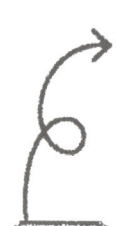

숫자는 월에 맞춰 적어 주세요
이 책의 그림엽서를 붙여도 됩니다
그린 그림을 붙이고 달력을 만들어 보세요

____월

일	월	화	수	목	금	토

쉬운 색칠그림
가을·겨울 꽃 편

초판 2쇄 발행 | 2023년 4월 20일

지은이 | 시노하라 키쿠노리(篠原菊紀)
디자인 | 최경은
제　작 | 선경프린테크
펴낸곳 | Vitamin Book
펴낸이 | 박영진

등　록 | 제318-2004-00072호
주　소 | 07251 서울특별시 영등포구 영신로 40길 18 윤성빌딩 405호
전　화 | 02) 2677-1064
팩　스 | 02) 2677-1026
이메일 | vitaminbooks@naver.com

© 2022 Vitamin Book
ISBN 979-11-89952-72-3 (14650)
　　　 979-11-89952-70-9 (세트)

잘못 만들어진 책은 바꿔 드립니다.

어르신 레크레이션 북 시리즈

뇌 훈련·간병 예방에 도움되는
쉬운 색칠 그림

색칠하기 쉬운! 심플한 그림!

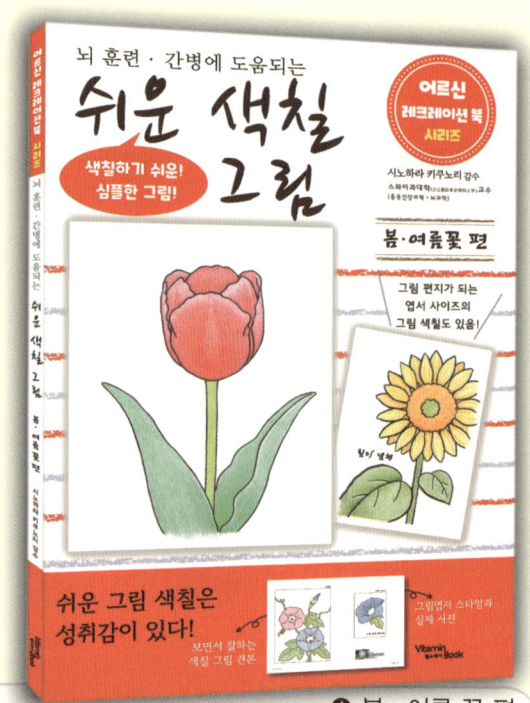

❶ 봄·여름 꽃 편

1 봄·여름 꽃 편
매화·튤립·진달래 등 마음에 드는 그림을 골라 색칠을 해 보세요.

2 가을·겨울 꽃 편
도라지·코스모스·동백·수선화 등 가을·겨울 꽃이 색칠을 하면 그대로 그림엽서가 됩니다.

3 야채 편
토마토·피망·가지·단호박 등 야채의 특징과 효능, 읽을거리들을 사진과 함께 첨부했고, 많이 출하되는 시기도 소개했습니다.

4 봄에서 여름을 수놓는 꽃 편
벚꽃·장미·해바라기 등 봄·여름 개화 순서로 나열되어 처음부터 색칠해도 좋아요.

5 과일 편
딸기·매실·바나나·수박 등 제철 순서로 나열했고, 맛있는 계절도 소개했습니다.

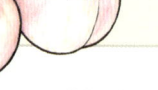
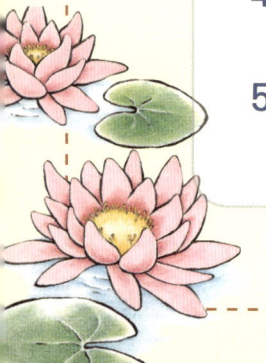
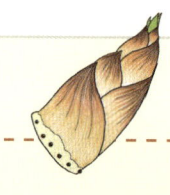
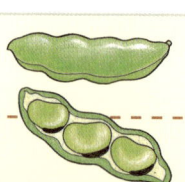
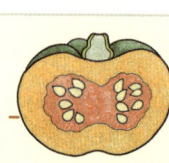
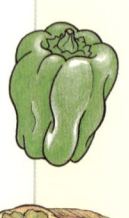

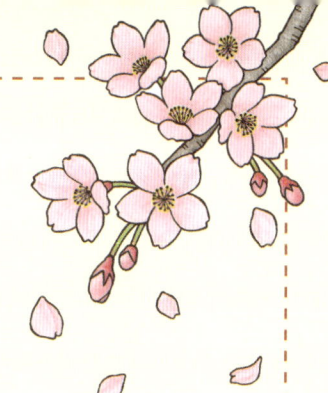

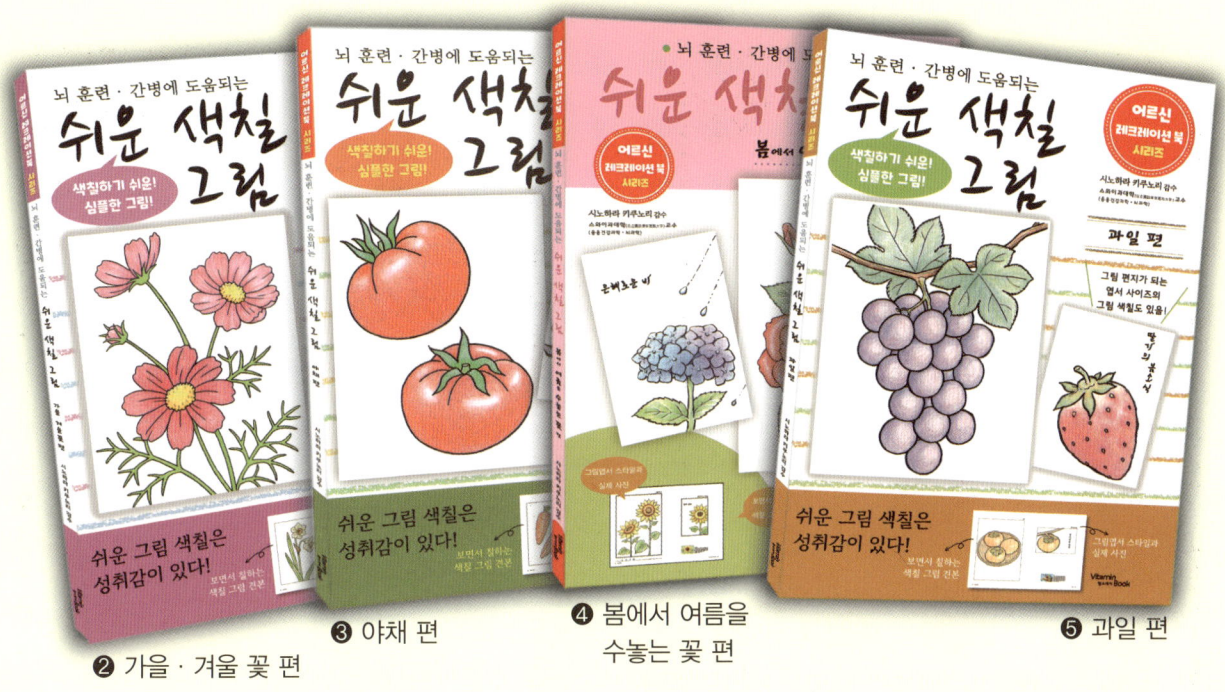

❷ 가을·겨울 꽃 편   ❸ 야채 편   ❹ 봄에서 여름을 수놓는 꽃 편   ❺ 과일 편

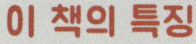

이 책의 특징

그림 색칠하기
복사해 사용하면 여러 번 사용할 수 있습니다. 완성한 날짜와 이름을 적어놓으면 기념이 됩니다.

그림엽서 색칠하기
색칠을 하면 그대로 그림엽서가 되는 사이즈입니다. 짧은 글을 적어 봅시다.

사진과 특징
해설과 사진을 첨부했고 꽃·야채·과일의 특징과 개화 시기, 읽을거리가 있어서 더욱 즐겁게 색칠할 수 있습니다.

채색 견본
견본을 보면서 똑같이 색칠해 봅시다. 물론 자기만의 색깔로 칠해도 됩니다.
손쉽게 세밀한 부분도 칠하기 위해서 색연필을 권합니다. 이 책에서는 24색 색연필을 사용했습니다. 여러 가지 도구로 색칠하는 방법을 즐겨보십시오.

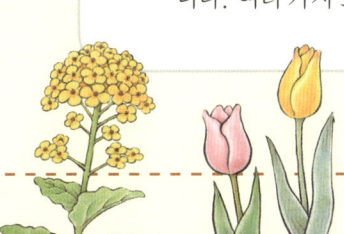
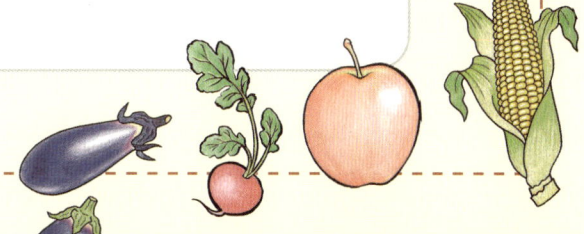

어르신 레크레이션 북 시리즈

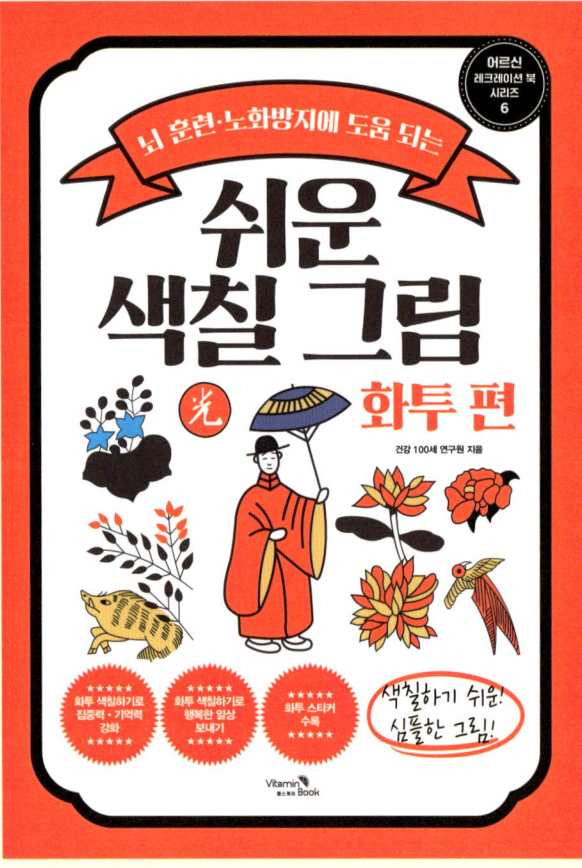

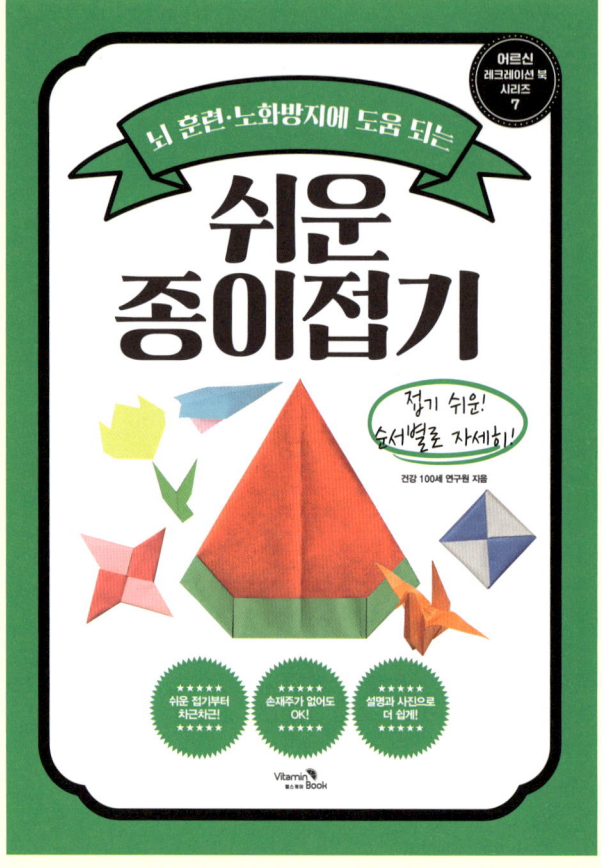

화투는 1월부터 12월까지 1년 열두 달에 해당하는 그림이 각각 4장씩 48장으로 구성되어 있는데 이 책에서는 여러 가지 색상으로 칠할 수 있는 그림을 골라 실었습니다.

1월 송학松鶴, 2월 매조梅鳥, 3월 벚꽃, 4월 흑싸리, 5월 난초蘭草, 6월 모란, 7월 홍싸리, 8월 공산空山, 9월 국진, 10월 단풍, 11월 오동, 12월 비 등

쉽고 간단한 접기를 시작으로, 어렸을 때 한번쯤 접어보았음직한 것들을 위주로 구성.

너무 어려운 것은 제외하고 간단한 접기에서부터 중간 단계의 것을 모아, 접는 방법을 자세히 설명.
헷갈리기 쉽고 어려운 부분은 사진으로 한번 더 설명했으니 서두르지 말고 설명에 따라 정확하게 접어 보세요.

이 책의 특징

화투 그림의 의미
1월부터 12월까지 월별로 각 그림에 담긴 의미를 자세히 설명.

화투 그림 색칠 순서
처음부터 색칠해도 좋고 마음에 드는 그림을 골라 색칠해도 좋습니다.

화투 스티커 붙이기
화투 그림의 전체 모양을 생각하며, 각 스티커의 모양과 색깔을 유추해내고 순서에 맞게 붙입니다.

어르신 레크레이션 북 시리즈

계속 출간됩니다~ ♥

쉬운 색칠 그림⑥ 화투 편
화투는 1월부터 12월까지 1년 12달 각 달에 해당하는 그림이 각각 4장씩 48장으로 구성되어 있습니다. 이 책에서는 여러 가지 색상으로 칠할 수 있는 그림을 골라 실었습니다. 견본을 보고 똑같이 색칠하거나 자기만의 색깔로 칠해 보세요.

쉬운 종이접기
쉽고 가장 간단한 접기를 시작으로, 너무 어려운 것은 제외하고 중간 단계의 접기까지를 모아, 접는 방법을 자세히 설명하고 있습니다.

스도쿠 ① ②
스도쿠 입문자들을 위해 문제를 푸는 방법을 친절하고 자세히 설명했고, 풀기 쉬운 초급부터 중급까지 수록했습니다. 스도쿠는 집중력과 기억력 향상에 좋습니다.

낱말 퍼즐 ① ② 출간 예정
십자 말 퀴즈를 많이 규칙적으로 풀어보면 기억력 저하 방지 효과가 있으며, 상식과 어휘 실력도 기를 수 있습니다.

초성 게임 출간 예정
초성게임이란 정답의 자음만 알려주고 맞혀보는 퀴즈를 말합니다. 한자 사자성어, 속담도 배우고 익히며 인생의 지혜도 맛볼 수 있습니다.

쉬운 한자 퍼즐 출간 예정
실생활에서 많이 사용하는 한자 200여 단어를 퍼즐 형식으로 수록. 퀴즈를 풀다보면 두뇌 회전은 물론 어휘, 우리말 맞춤법도 정확해지는 효과를 얻을 수 있습니다.

숨은 그림 찾기 출간 예정
놀이로 시작하여, 흥미를 가질 수 있도록 쉬운 것부터 점점 어려운 것으로 난이도를 조절하였으며 집중력과 관찰력을 키웁니다.

미로 찾기 출간 예정
큰 판형으로 시원하게, 다양하고 알찬 주제로 재미있게, 미로 찾기로 두뇌를 자극하면 집중력과 인지력이 향상됩니다.

다른 그림 찾기 출간 예정
똑같아 보이지만 어딘가 다른, 그림을 자세히 관찰하고 꼼꼼하게 다른 부분을 찾다 보면 관찰력, 변별력, 집중력을 높여줍니다.

비타민북은 독자 여러분의 투고를 기다립니다.